图解国医绝学丛书

艾灸疗法治百病

总主编　郭长青

主　编

郭长青　郭　妍　张　伟

中国健康传媒集团

中国医药科技出版社

内容提要

本书由北京中医药大学针灸推拿学院专家团队精心打造。在概述部分，作者对艾灸疗法的历史渊源、理论依据、操作方法及注意事项等内容作了简要介绍；在治疗部分，侧重介绍了艾灸疗法在呼吸系统、心血管系统、消化系统、泌尿生殖系统、内分泌系统、血液系统、神经系统等疾病中的应用，对于书中涉及的穴位均配以人体穴位图。本书图文并茂，实用性强，可供临床医生及广大中医爱好者阅读参考。

图书在版编目（CIP）数据

艾灸疗法治百病 / 郭长青，郭妍，张伟主编. — 北京：中国医药科技出版社，2017.3（2025.5重印）.

（图解国医绝学丛书）

ISBN 978-7-5067-8917-2

Ⅰ．①艾… Ⅱ．①郭… ②郭… ③张… Ⅲ．①艾灸—基本知识 Ⅳ．① R245.81

中国版本图书馆 CIP 数据核字（2016）第 306385 号

美术编辑　陈君杞
版式设计　锋尚设计

出版	**中国健康传媒集团**｜**中国医药科技出版社**
地址	北京市海淀区文慧园北路甲 22 号
邮编	100082
电话	发行：010-62227427　邮购：010-62236938
网址	www.cmstp.com
规格	880×1230mm　$^1/_{32}$
印张	10 $^1/_4$
字数	287 千字
版次	2017 年 3 月第 1 版
印次	2025 年 5 月第 8 次印刷
印刷	大厂回族自治县彩虹印刷有限公司
经销	全国各地新华书店
书号	ISBN 978-7-5067-8917-2
定价	**35.00 元**

获取新书信息、投稿、为图书纠错，请扫码联系我们。

编委会

主　编

　　郭长青　郭　妍　张　伟

副主编

　　刘乃刚　韩森宁　赵瑞利

编　委（按姓氏笔画排序）

　　马　田　刘福水　安　娜　杜宁宇
　　芦　娟　李忠龙　陈　晨　胡　波
　　徐　菁　梁靖蓉

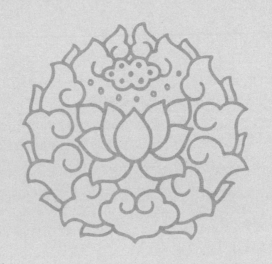

前言

灸法，古称灸焫，是中医针灸学的重要组成部分，灸法以其卓越的临床疗效，在几千年的临床实践中发挥了重要的作用，为中华民族的繁衍昌盛做出了巨大贡献。

灸法是指将艾绒、药物或其他灸材料点燃后放置在腧穴或病变部位进行熏灼或温熨，通过温热刺激及药物作用，调整经络脏腑功能，达到防治疾病的一种方法。

灸法有着悠久的历史，它的产生与火有密切的关系。《说文解字》说："灸，灼也，从火音久，灸乃治病之法，以艾燃火，按而灼也。"在原始社会，火的发现和使用，为人类的生活、生存繁衍提供了必要条件，同时也是灸法产生的渊源。人们在烤火取暖时，身体某部位的病痛随之减轻或消失，如关节冷痛，从而发现烧灼熏烤可以治病，灸法便由此起源。灸法是随着火的应用而萌芽，并在其应用实践中不断发展的。最初的灸，是采用树枝、柴草作灸材，以燃烧的明火熏烤。后来，发现艾绒性温易燃，燃烧持久而穿透力强，且没有明火，不会爆出火星而烫伤皮肤，便把艾绒作为主要灸材。

现代灸法有了长足发展，为了减轻患者灸疗时的痛苦，多采用小艾炷少壮灸，并衍化出各种各样丰富多彩的灸疗方法，如艾条灸、药条灸（包括太乙神针灸、雷火神针灸等）、温灸器灸、温针灸、天灸、灯火灸等。根据病情不同，还常采用间接灸法，所隔物品多为姜片、蒜片、食盐、豆豉饼、附子饼等。

灸法为人类的医疗保健事业做出了较大的贡献。灸法操作方便，适应证广，既能治病，又可防病保健。尤其是在防病保健方面，灸法具有其他疗法无法比拟的优势。我国的历代医家也在灸法防病保健方面积累了丰富的临床经验。如唐代医学大家、药王孙思邈在《备急千金要方》有"凡宦游吴蜀，体上常须三两处灸之，勿令疮暂瘥，则瘴疠温疟毒气不能着人"；《扁鹊心书·须识扶阳》记载："人于无病时，常灸关元、气海、命门、中脘，虽未得长生，亦可保百余年寿矣"；张杲的《医说》强调"若要安，三里莫要干"。意指反复在足三里穴施化脓灸可起到保健作用。民间谚语也有"艾灸足三里，胜吃老母鸡"之说，也说明艾灸具有很好的保健作用。

中医养生和一些治疗方法可以有效提高自身的元气，抵抗外邪，艾灸是中医治疗和保健方法之一，艾灸的作用有很多，如通经活络、行气活血、祛湿散寒、调节阴阳、回阳救逆、防病保健，这些作用都可以提高人体的元气，保护机体健康运行。为了便于艾灸疗法的临床推广应用，使其走进千家万户，笔者组织有关学者，在参阅了大量文献资料的基础上，结合二十余年临床经验，选择临床上艾灸疗法应用的有效病症，认真编写了本书。本书的最大特点就是通俗易懂、图文并茂。对于书中涉及的艾灸治疗穴位我们均配了清晰的真人穴位图和艾灸治疗图，读者可根据书中简单通俗的文字说明，结合真人插图，轻松掌握书中介绍的艾灸治疗方法。希望本书的出版，能对艾灸疗法的推广应用起到积极的促进作用，使艾灸疗法为更多人祛除病痛，带来健康。

编者
2016年11月

目录

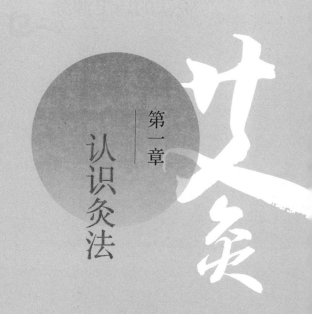

第一章

认识灸法

灸法的历史渊源

　　灸法有着悠久的历史，它的产生与火有密切的关系，在几千年的发展过程中得到了提高与完善。

　　灸法，古称灸。《说文解字》说："灸，灼也，从火音灸，灸乃治病之法，以艾燃火，按而灼也。"可见，灸法是用艾绒或药物为主要灸材，点燃后放置腧穴或病变部位，进行烧灼和熏熨，借其温热刺激及药物作用，温通气血、扶正祛邪，以防治疾病的一种外治方法。灸法是针灸医学的主要组成部分，也是我国重要的传统非药物疗法之一。灸法治病在我国有悠久的历史。

　　灸法属于温热疗法，与火的关系非常密切。早在大约5万年前的原始氏族公社时期，我们的祖先就懂得了用火来取暖、加热食物，尤其是1.8万年前的"山顶洞人"已掌握了人工取火的方法。火的发现和使用，为人类的生活、生存繁衍提供了必要条件，同时也是灸法产生的渊源。人们在烤火取暖时，身体某部位的病痛随之减轻或消失，如关节冷痛，从而发现烧灼熏烤可以治病，灸法便由此起源。灸法是随着火的应用而萌芽，并在其应用实践中不断发展的。

　　最初的灸，是采用树枝、柴草作灸材，以燃烧的明火熏烤。后来，发现艾绒性温易燃，燃烧持久而穿透力强，且没有明火，不会爆出火星而烫伤皮肤，便把艾绒作为主要灸材。

灸法的作用、适应证及禁忌

一、灸法的作用

灸法是通过使用施灸材料刺激腧穴激发经气起作用，从而达到调整机体组织器官功能的目的。灸法的应用范围非常广泛，既可用于机体各种病证的治疗，又用于防病保健。

（1）温经通络，行气活血：艾灸有温经散寒、行气活血、通络止痛的作用，主治风、寒、湿引起的一切病证。

（2）补中益气，回阳固脱：艾灸有补益中气、回阳固脱的作用，可治疗久泻、久痢、遗尿、脱肛、崩漏、阴挺、脱证等。

（3）解表散寒，温中止呕：隔姜灸有解表散寒、温中止呕的作用，可用于外感风寒表证，以及虚寒型呕吐、胃病、泄泻等。

（4）温肾壮阳：隔附子饼灸有温肾壮阳的作用，可用于命门火衰而致的遗精、阳痿、早泄。

（5）拔毒散结，祛腐生肌：艾灸有拔毒消肿、散结止痛、祛腐生肌的作用，既可用于乳痈、瘰疬、疮疡疖肿、毒虫咬伤初期未化脓者，又可用于疮疡溃后久不收口。

（6）保健强身，预防疾病：艾灸有保健强身、预防疾病的作用，常灸关元、气海、足三里等穴，可以鼓舞人体正气，增强抗病能力，起到预防保健的作用。

二、灸法的适应证

古代针灸医籍中有许多关于灸法适应证的记载，现代针灸医师将其进行了验证和系统整理。

《灵枢·官能》曰："针所不为，灸之所宜。"表明针刺灸法各有所长，灸法有其特殊疗效和适应范围，而且可以补针药之不足，凡针药无效时，改用灸法往往能收到较为满意的效果。古人通过长期大量的临床观察，发现灸法不仅能治疗体表的病证，而且能治疗脏腑的病证；既可治疗多种慢性病证，也可救治一些急重危症；灸法主要用于各种虚寒证的治疗，同时也可治疗某些实热证。其应用范围涉及临床各科，大致包括：外感表证、咳嗽痰喘、咯血衄血、脾胃虚证、气滞积聚、风寒湿痹、上盛下虚、厥逆脱证、妇儿诸疾、顽癣疮疡、瘰疬肿毒等。

除此之外，历代医著多有灸疗急症的载述，《黄帝内经》提到灸治癫狂、痈疽，《诸病源候论》有灸治中风、心痛的记载，《备急千金要方》《外台秘要》倡导灸治急难诸证，《太平圣惠方》最早记载灸治小儿急症，多达47种，《备急灸法》详述了22种急症的灸治方法，为灸治急症的专书，《针灸资生经》创天灸截疟，《外科正宗》力倡灸治疡科急症，《神灸经纶》对伤寒发热、白虎历节风、癫狂、中暑、肠痈、乳痈、青盲、喉痹等诸多病证均施以灸法。

古人在强身健体、预防疾病方面也积累了丰富的经验。保健灸在唐代开始得到重视，《千金翼方》云："一切病皆灸三里三壮。"《外台秘要》进一步指出："凡人年三十以上，若不灸足三里，令人气上眼暗。"到宋代灸疗的保健作用已被充分认识，《针灸资生经》提及："气海者，元气之海也，人以元气为本，元气不伤，虽疾不害，一伤元气，无疾而死矣。宜频灸此穴，以壮元阳，若必待疾作而后灸，恐失之晚也。"除气海穴外，针灸医家还总结了其他的一些腧穴，如《扁鹊心书》云："人于无病时，常灸关元、气海、命门、中脘……亦可保百余年寿矣。"张杲的《医说》强调"若要安，三里莫要干"。意指反复在足三里穴施化脓灸可起到保健作用。元代医家王国瑞所编《玉龙经》载有："膏肓二穴治病强，此穴原来难度量，斯穴禁针多着艾，二十一壮亦无妨。"

总之，古人认为艾灸对寒热虚实诸证都可应用，但无论用于何种疾病，医者都必须详察病情，细心诊断，根据患者的年龄和体质，选择合适的腧穴和施灸方法，运用适当的补泻手法和灸量，以辨证施灸为原则。

2. 现代灸疗适应证

（1）内科病证：感冒、慢性支气管炎、支气管扩张症、支气管哮喘、缺血性心脏病、高血压、膈肌痉挛、慢性胃炎、胃下垂、慢性溃疡性结肠炎、腹泻、急性细菌性痢疾、食物中毒、病毒性肝炎、肝硬化、慢性肾炎、肾下垂、白细胞减少症、血小板减少性紫癜、糖尿病、肥胖病、甲状腺功能亢进症、类风湿关节炎、风湿性关节炎、硬皮病、雷诺病、脑血管疾病、癫痫、共济失调、急性脊髓炎、周围性面神经麻痹、面肌痉挛、股外侧皮神经炎、肌萎缩性侧索硬化症、精神分裂症、恶性肿瘤、放射反应、阳痿、功能性射精不能症、精液异常症等。

（2）外科病证：急性炎症感染、急性淋巴管炎、急性乳腺炎、慢性前列腺炎、褥疮、血栓闭塞性脉管炎、血栓性浅静脉炎、腹股沟斜疝、痔、直肠脱垂、乳腺增生、前列腺肥大症、输血输液反应、冻疮等。

（3）骨科病证：颞下颌关节紊乱症、颈椎病、肩周炎、肱骨外上髁炎、狭窄性腱鞘炎、强直性脊柱炎、急性腰扭伤、骨结核、骨关节炎等。

（4）皮科病证：银屑病、神经性皮炎、带状疱疹、寻常疣、黄褐斑、腋臭、鸡眼、白癜风、斑秃等。

（5）妇产科病证：慢性盆腔炎、功能性子宫出血、痛经、子宫脱垂、胎位不正、习惯性流产等。

（6）儿科病证：小儿厌食症、婴幼儿腹泻、小儿遗尿、流行性腮腺炎、脑积水等。

（7）五官科病证：睑腺炎、近视眼、青光眼、白内障、过敏性鼻炎、萎缩性鼻炎、急性扁桃体炎、急性化脓性中耳炎、内耳眩晕症、复发性口疮等。

（8）健身保健：抗衰老、抗疲劳、戒烟等。

三、灸法的禁忌

灸法的禁忌大致包括以下几方面。

（1）禁灸病证：无论外感热病或阴虚内热证，凡脉象数疾者禁灸；某些传染病期间出现大量吐血、高热、昏迷、抽搐，或身体极度衰竭忌灸；自发性出血或损伤后出血不止忌灸；无自制行为能力的精神病患者忌灸。

（2）禁灸部位：颜面部不宜着肤灸；心脏虚里处、大血管处、关节部位、睾丸、乳头、阴部不可灸；妊娠期妇女下腹部以及腰骶部慎灸；皮肤感染、溃疡、瘢痕等部位不宜灸。

（3）其他：过饱、过饥、过劳、大汗淋漓、大渴、大惊、大恐、大怒、醉酒者慎灸；妇女经期，慎用灸疗；少数对艾叶等灸材料过敏者可采用热艾仪或其他穴位刺激法。

第二章

灸法分类和操作

艾炷灸法

图 2-1　艾炷

艾炷灸，艾灸法之一，是将艾炷直接或间接放在施灸部位上施灸的方法。古代的艾灸，以艾炷灸法最为盛行。关于艾炷的形状，古代又分圆锥形艾炷、牛角形艾炷和纺锤形艾炷。现在临床上最常用的是圆锥形艾炷。根据需要，艾炷可制作成不同规格，艾炷规格如图2-1。

小炷：如麦粒大，常放在穴位或病变部烧灼，直接灸常用。

中炷：如半截枣核大，相当于大炷的一半，间接灸常用。

大炷：如半截橄榄大，炷高1厘米，炷底直径约1厘米，可燃烧3～5分钟，间接灸常用。

艾炷无论大小，直径与高度大致相等。

艾炷灸法可分为直接灸和隔物灸两类。

一、直接灸法

将艾炷直接放置在施灸部位皮肤上烧灼的方法。根据灸后有无烧伤化脓，又可分为化脓灸和非化脓灸（图2-2）。

1. 化脓灸法

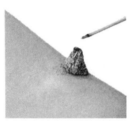

图 2-2　直接灸

将黄豆大小艾炷直接放在穴位（或一定的体表部位）上燃烧施灸，灸后局部皮肤贴上药膏，促使局部化脓，产生无菌性化脓现象（灸疮），灸疮愈合之后，多有瘢痕形成，这种灸法称化脓灸法，又称瘢痕灸。

【操作方法】在施灸部位涂上蒜汁或凡士林，以便固定艾炷。用线香点燃艾炷后，医者应守护在旁边。到患者感觉疼痛时，医者用手轻轻拍打穴区四周的皮肤，分散患者的注意力，这样可减轻疼痛。艾炷烧完，用镊子将艾灰移走，用棉球将灰烬擦拭去，再涂上蒜汁重新放上艾炷继续灸治。一般灸5~7壮。

【灸疮处理】施灸结束，用棉球擦拭灸处，灸区多形成一焦痂。在灸穴上用清水膏或敷料紧贴灸处，敷帖封口，目的是防止衣服摩擦灸疮，并促使其溃烂化脓。化脓后，每天换1次膏药或胶布。脓水较多时可每天2次。大约经过1~2周，脓水逐渐减少，最后结痂，脱落后会留有瘢痕。

2. 非化脓灸法

主要是麦粒灸。即用麦粒大的小艾炷直接在腧穴施灸，灸后不引起化脓的方法。因其艾炷小，刺激强，时间短，收效快，仅有轻微灼伤或发泡，不留瘢痕，故目前在临床应用较多。

【操作方法】为防止艾炷滚落，可在灸穴抹涂一些凡士林，使之黏附，然后将麦粒大的艾炷放置灸穴上；用线香或火柴点燃，任其自燃，或微微吹气助燃。至艾炷烧近皮肤，患者有温热或轻微灼痛感时，即用镊子将未燃尽的艾炷移去或压灭，再施第2壮。也可待其燃烧将尽，有清脆之爆炸声，将艾炷余烬清除，再施第2壮。若需减轻灸穴疼痛，可在该穴周围轻轻拍打，以减轻痛感。若灸处皮肤呈黄褐色，可涂一点冰片油以防止起泡。一般灸3~7壮。

二、间接灸法

又称隔物灸、间隔灸。是在艾炷与皮肤之间衬垫某些药物而施灸的一种方法。隔物灸最早记载于晋·葛洪的《肘后备急方》一书中。隔物灸火力比较温和，对皮肤不易造成损伤，此法具有艾灸与药物的双重作用，患者易于接受。有以下几种：

1. 隔姜灸

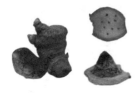

图2-3　隔姜灸

【操作方法】将鲜生姜切成厚约0.3厘米的生姜片，用针扎孔数个，置施灸穴位上，用大、中艾炷点燃放在姜片中心施灸。若患者有灼痛感可将姜片提起，使之离开皮肤片刻，旋即放下，再行灸治，反复进行。以局部皮肤潮红湿润为度。一般每次施灸5～10壮（图2-3）。

2. 隔蒜灸

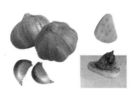

图2-4　隔蒜灸

【操作方法】有隔蒜片灸和隔蒜泥灸两种。前者是将独头大蒜横切成约0.3厘米的薄片，用针扎孔数个，放在患处或施灸穴位上，用大、中艾炷点燃放在蒜片中心施灸，每施灸4～5壮，须更换新蒜片，继续灸治。后者将大蒜捣成蒜泥状，置患处或施灸穴位上，在蒜泥上铺上艾绒或艾炷，点燃施灸。此两种隔蒜灸法，每穴每次宜灸足7壮，以灸处泛红为度（图2-4）。

3. 隔盐灸

【操作方法】将纯干燥的食盐纳入脐中，填平脐孔，上置大艾炷施灸。患者有灼痛，即更换艾炷。亦有于盐上放置姜片施灸，待患者有灼痛时，可将姜片提起，保留余热至燃完一炷。一般可灸3～7壮。急性病可多灸，不限制壮数。

4. 隔附子灸

【操作方法】有附子片灸与附子饼灸两种。前者将附子用水浸透后，切成0.3～0.5厘米的薄片，用针扎数孔，放施灸部位施灸（同隔姜灸法）。后者取生附子切细研末，用黄酒调和作饼，大小适度，厚0.4厘米，中间用针扎孔，置穴位上，再以大艾炷点燃施灸，附子饼干焦后再换新饼，灸至肌肤内温热、局部肌肤红晕为度。日灸1次。

5. 隔核桃壳灸

【操作方法】取完整的1/2大的核桃壳备用，用细铁丝弯成眼镜框架样式。或直接使用无镜片空眼镜框架1副，镜框四周使用医用胶布包好，便于隔热，以防烫伤眼周围的皮肤。镜框的前外侧各用铁丝弯成一个直角形的钩形，高和底长均约2厘米，与镜架固定在一起，以备施灸时插艾炷之用。取菊花、蝉蜕、薄荷、石斛各10克，或者取柴胡12克，石斛、白菊花、蝉蜕、密蒙花、薄荷、谷精草、青葙子各10克，上药用细纱布包好，放于药锅中，倒入冷水，浸泡60分钟，前者加入250毫升水，后者加入600毫升。然后用武火煎至水沸后5分钟，最后将核桃壳放入药液里，浸泡30分钟。根据病眼只数，取2～3厘米长清艾条1～2段，插入镜框前铁丝上，再取1～2具完整的半个核桃壳，套在患侧的镜架上，核桃壳凸面向外，凹面向眼。要求扣在眼上不漏气。先从内侧点燃艾条，将镜架戴到双眼上，感到过热时可把艾条稍移开一些。务必要让核桃壳扣在病眼上，艾段烧完，再插1段。每次灸1～3壮。灸完后可以让患者用手指轻轻按摩眼框周围。也可以在施灸时轻轻活动眼球，做上、下、左、右的运动。具体要以患者耐受为限。

艾条灸法

艾条灸又称艾卷灸，是指用纸把艾绒卷成长圆筒状的艾条，一头点燃后，在穴位或病变部位熏烤的一种灸治方法。艾条灸使局部产生温热或轻度灼痛的刺激，以调整人体的生理功能，提高身体抵抗力，从而达到防病治病目的，主要用来治疗寒湿痹证及其他多种虚寒性疾病。艾条灸最早见于明·朱权的《寿域神方》一书中。若在艾绒中加入辛温芳香药物制成药艾条，如"雷火神针""太乙神针"等，《本草纲目》中有关于"雷火针"治顽痹及闪挫肿痛的记载。艾条灸使用方便，效果良好，目前临床经常使用。施灸时，按照操作方法又可分为悬起灸和实按灸两种。

一、悬起灸

将点燃的艾条的一头悬在与施灸部位的皮肤保持一寸左右的距离，使患者有温热感而又不觉得灼痛的一种方法。又分为以下几种。

1. 温和灸

【操作方法】将艾卷的一端点燃，对准应灸的腧穴部位或患处，约距离皮肤2~3厘米，进行熏烤，使患者局部有温热感而无灼痛为宜，一般每穴灸10~15分钟，至皮肤红晕潮湿为度。如遇到昏厥或局部知觉减退的患者及小儿时，医者可将食、中两指置于施灸部位两侧，这样可以通过医生的手指来测知患者局部受热程度，以便随时调节施灸距离，掌握施灸时间，防止烫伤（图2-5）。

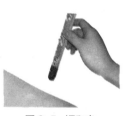

图2-5 温和灸

2. 回旋灸

【操作方法】点燃艾条，悬于施灸部位上方约3厘米高处。艾条在施灸部位上左右往返移动，或反复旋转进行灸治。使皮肤有温热感而不至于灼痛。一般每穴灸10~15分钟，移动范围在3厘米左右（图2-6）。

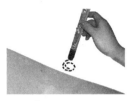

图2-6 回旋灸

3. 雀啄灸

【操作方法】置点燃的艾条于穴位上约3厘米高处，艾条一起一落，忽近忽远上下移动，如鸟雀啄食样。一般每穴灸5分钟。多用于昏厥急救、小儿疾患、胎位不正、无乳等。此法热感较强，注意防止烧伤皮肤（图2-7）。

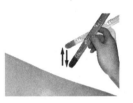

图2-7 雀啄灸

二、实按灸

艾条实按灸法，为传统的艾条灸法之一，与艾条悬起灸相对应，是把药艾条的一端点燃后，紧按在隔着棉纸或粗布的施灸部位（局部痛点）上，稍留1~2秒钟，使热气透入肌肤的一种灸治方法。之所以称为"针"，是因为操作时，将药艾条实按在穴位上，犹如针刺。艾条实按灸法，是艾条最早应用的施灸方法，最早见于明·朱权的《寿域神方》："用纸实卷艾，以纸隔之，点穴于隔纸上，用力实按之，待腹内觉热、汗出，即差。"根据临床的不同需要，艾条里加入的药物处方也不相同，如雷火神针、太乙神针、百发神针等（图2-8）。

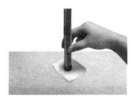

图2-8 实按灸

1. 雷火神针

【操作方法】操作时，在施灸部位铺上6~7层棉纸或布，将艾条点燃，对准穴位直按其上，稍停1~2秒钟，使热气透达深部；若艾火熄灭，可再点再按，每次每穴约按灸5~7下，至皮肤红晕为度。民间常用的雷火神针药物处方有如下几种：①艾绒30克，乳香3克，没药3克，麝香1.5克，硫黄3克，雄黄3克，川乌3克，草乌3克，桃树皮3克（《本草纲目》）。②艾绒60克，乳香9克，麝香少许，沉香9克，木香9克，羌活9克，茵陈9克，干姜9克（《针灸大成》）。③艾绒30克，乳香3克，没药3克，麝香1.5克，硫黄3克，雄黄3克，川乌3克，草乌3克，桃树皮3克，辰砂6克（《种福堂公选良方》）。④艾绒9克，丁香1.5克，麝香0.6克（《外科正宗》卷三）。

雷火神针的优点是灸得快，省时间，面积大，有祛风散寒、温络之功。

2. 太乙神针

又称太乙针灸，是使用药艾条施灸穴位以治疗疾病的灸疗法。太乙，是尊贵的意思。太乙神针对于某些顽固疾病效果明显，故称为"神针"。太乙神针是在雷火神针的基础上进一步改变药物处方而成，两者都是传统灸法的发展。

【操作方法】分为实按法与点按法两种。太乙神针通用方：艾绒100克，硫黄6克，麝香、乳香、没药、松香、桂枝、杜仲、枳壳、皂角、细辛、川芎、独活、穿山甲、雄黄、白芷、全蝎各500克（韩贻丰《太乙神针心法》）。

实按法：患者取坐位或卧位，将太乙神针一端点燃，在施灸部位上垫上6~7层绵纸或棉布，把针按在布上，使热力到达皮肤深处。如患者感觉温度过高，就有可能烫伤皮肤，需要增加布垫，温度不够则功效不大，就需要减少布垫。要把温度调整到适宜才好。每穴约灸10～15分钟，每灸5～7次为度。每日或隔日1次，10次为1疗程。

点按法：医生将艾条一端点燃，对准施术部位快速点按，像鸟雀啄食一样，一按就起，此为1壮，每次3～6壮，以不灼伤皮肤为度。注意在点灸头部时，应尽量拨开头发，使穴位充分暴露，以便操作。

艾绒灸法

一、大灸

用萝卜片与蒜泥为隔物做大面积灸的铺灸法，能治大病起沉疴，故名大灸。

【操作方法】操作时在施灸部位铺上硬纸板，把制作好的萝卜蒜泥片铺满所选穴位，将做好的艾炷放在萝卜片的中央，点燃艾炷，顺序最好从上往下燃起，让艾炷自行燃尽，注意不要让灸火熄灭，随时接上艾炷，防止火力中断。患者感觉发烫时可用镊子夹起萝卜片，避免烫伤患者。灸部皮肤出现深红色时停止灸治，一般每穴3～5壮。

大灸具有较强的温阳补虚功效，是一般灸法达不到的，可以治疗一切虚寒衰弱、久病不起的病症。

二、敷灸

将艾绒加适量水或药液再加热后敷在穴区，通过湿热刺激而起到治疗作用的一种灸法。

【操作方法】取优质纯艾绒3~5克，放在金属小盆里，用酒精灯加热，再加入适量生理盐水或药液（药液根据病证而选择），搅拌均匀，继续加热。1~2分钟后用手取出艾绒，挤压艾绒到不滴水、不烫手的时候，放在患者选定的穴区皮肤上，用胶布固定，12~24小时后取下。

【注意事项】加热艾绒时，火不能过大，以免把艾绒烧焦，敷贴穴区时，艾绒内所含水分不可过多，否则胶布不容易固定；对艾叶过敏者不能使用敷灸。

三、长蛇灸

又称铺灸、督灸、蒜泥铺灸。施灸时沿脊柱铺敷药物，形如长蛇，故得名。

【操作方法】常规消毒后，在督脉大椎至腰俞部位涂上蒜汁，并均匀撒上药粉1~1.8克，（药粉按麝香粉50%，斑蝥粉20%，丁香粉、肉桂粉各15%的比例，混合均匀），粉上再铺上2寸宽、5分厚的蒜泥，周围用棉纸围住。用手将艾绒捏紧后放在蒜泥中间，铺上3厘米宽、2.5厘米高的艾绒，下宽上尖，形成截面是等腰三角形的长蛇形艾炷。然后点燃艾炷头、身、尾3处，让艾炷自然燃烧，为1壮。等到艾炷燃完后，再铺艾炷施灸，一般灸2~3壮或直到患者自觉口中有蒜味时停灸。灸后皮肤出现深色潮红，让其自然出水泡，嘱患者不要自行弄破，并防止感染。到第3天，用消毒针刺破水泡放出水泡液，覆盖1层消毒纱布。每隔一天涂1次龙胆紫药水，直到结痂脱落愈合，一般不留瘢痕。治疗时间一般为三伏天，每年1次。灸后调养1个月。

长蛇灸具有温补肾阳、强壮真元、调和阴阳、温通气血、消肿拔毒、止痛发散的作用，适用于虚寒性的慢性疾病。

其他灸法

一、灯火灸

用灯心草蘸油点燃后，迅速放在耳穴、腧穴或病变部位，以治疗疾病的一种灸法，属直接灸。

【操作方法】将灯心草一端浸入植物油内，术者用拇食指捏住灯心草上1厘米处，将火点燃，待火焰略变大，立即垂直触点穴位，此时发出一声"啪"的爆淬声，一般每穴每次淬一次即可，个别可视病情淬2~5次，即淬成∴形或∷形。

二、天灸

选用对皮肤有刺激性的药物敷贴于穴位或患部，使局部充血并起泡的疗法。又称为药物发泡灸，腧穴敷贴法，自灸或冷灸。

【操作方法】将选定的药物敷在确定的穴位或部位上。用消毒纱布包扎，以胶布固定敷药，以防止药物滑脱。敷药后数小时，敷药部位发热、有少许疼痛，随着时间推移，病人会觉得局部有灼痛感、蚁走感，皮肤潮红，当灼痛感极强时，将所敷的药取下，将小泡用消毒纱布包扎好，避免感染。6~12小时后，伤处皮肤逐渐起泡，水泡会逐渐变大，待水泡内液体充盈、胀满时，经常规消毒，用消毒针头刺破水泡底部侧面，抽出水泡里面的白色液体。本法可增强机体抗病能力，预防疾病的发生，适用于多种疾病的治疗，包括内、外、妇、儿及五官各科。

三、蒜泥灸

药物发泡灸之一，是将大蒜捣烂如泥，敷贴穴位上使之发泡的一种外治方法。

【操作方法】取几个大蒜（最好是紫皮蒜），捣成泥状。也可根据病证的需要，在蒜泥中加入其他中药研成的细末，调匀。把要敷贴的穴位或患处用75％酒精消毒。取3～5克蒜泥敷贴在患处，用消毒敷料固定。每次敷灸时间为1～3小时，以局部皮肤发痒发热及起泡疼痛为度。

大蒜具有行滞气、暖脾胃、消癥积、解毒、杀虫的作用，能增强免疫功能，提高机体免疫力。

四、白芥子灸

用白芥子研成细末，加水调和后外敷有关穴位上使局部皮肤发热乃至起泡从而治疗相关疾病。

【操作方法】将白芥子研成细末，用醋调成糊膏状。每次取5～10克敷贴在穴位上，用油纸覆盖后，再用胶布固定；或将白芥子末1克，放在直径大约5厘米的圆形胶布中央，直接敷贴在穴位上，敷灸时间大约2～4小时，以局部充血、潮红或皮肤起泡为度。

白芥子具有温肺豁痰、利气散结、通络止痛的功能，主治寒痰喘咳，胸胁胀痛，痰滞经络，关节麻木、疼痛，痰湿流注，阴疽肿毒。

温针灸法

温针灸是针刺与艾灸结合应用的一种方法，适用于既需要留针而又适宜用艾灸的病症。

【操作方法】将针刺入腧穴得气后并给予适当补泻手法而留针时，将纯净细软的艾绒捏在针尾上，或用艾条一段长约1~2厘米左右，插在针柄上，点燃施灸。无论艾绒、艾条段，都要离皮肤大约2~3厘米，再从下面点燃施灸，此法是一种简而易行的针灸并用方法（图2-9）。具有温通经脉、行气活血的作用，兼具"针"和"灸"二者之长。适用于寒盛湿重，经络壅滞之证。

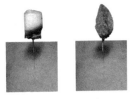

图2-9　温针灸

温灸器灸法

温灸器是专门用于施灸的器具，用温灸器施灸的方法称为温灸器灸。目前临床常用的温灸器，有灸架、灸筒、灸盒等。

一、温灸架灸

采用特制的温灸架进行温灸，具有施灸位置稳定，作用集中，稳定持久，温度均衡，可以随意调节，可以控制施灸时间等优点，所以容易激发灸感。

【操作方法】选定腧穴，必须首先系好橡皮带（双股），绕身一周系紧。将艾条燃着烧旺，插入灸架的顶孔中，对准灸穴，用橡皮带固定左右底祥，使灸架与皮肤垂直。调节温度高低，以温热略烫能耐受者为宜。温度太小则无效，太高又会烫伤皮肤（图2-10）。

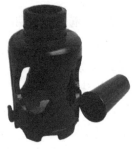

温灸架法具有温里散寒、扶正祛邪的功效，凡艾条温和灸适宜的病症都可使用。

图2-10 温灸架

二、温筒器灸

因我国早期的温灸器多制作成圆筒状而得名。比艾条灸更加方便灵活，不受部位限制，艾灰也不容易脱落，十分安全。

【操作方法】取出灸筒的内筒，把艾绒和药末装到内筒里到大半筒，然后用手指轻按表面艾绒，但不要按实；将内筒放入外筒，用火点燃中央部的艾绒，对患处施灸；将灸筒（底面向下）隔几层布放在腧穴上即可，以患者感到舒适，热力足够而不烫伤皮肤为好；或作来回温熨，直到局部皮肤发热出现红晕，患者感觉舒适为度（图2-11）。

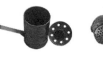

图2-11 温灸筒

三、温盒灸法

用特制的盒形木制灸具，内装艾条并把温灸盒固定在一个部位进行施灸的一种灸器灸法。适用于背部和腹部的穴位，具有多经多穴同治、火力足、施灸面广、作用强、安全方便等优点

【操作方法】施灸时，把温灸盒安放于应灸部位的中央，点燃艾卷后，置铁纱上，盖上盒盖，放置穴位或患处。每次

艾灸
疗法治百病

可灸15~30分钟。此法适用较大
面积的灸治，尤其适于腰、背、
臀、腹部等处（图2-12）。对于
慢性、虚寒性及病变部位广泛者
尤为适宜。

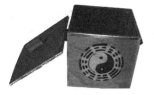

图2-12 温灸盒

灸法的操作

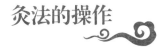

灸法的规范操作与其疗效有着密切的关系，因此要准
确掌握灸法的具体操作方法。灸法的操作包括选穴原则、
体位的选择、施灸顺序、灸量的控制、补泻方法和灸后调
护等内容。

一、选穴原则

选穴原则是灸法操作的重要内容，包括循经取穴、局
部取穴、随证取穴等几种取穴方法。

1. 循经取穴

循经取穴是以经络理论为依据的取穴方法。某一经络
或脏腑有病，就选该经脉或所病脏腑本经腧穴施灸。原理
是"经脉所过，主治所及"。也可取表里经、同名经或其他
经脉的腧穴配合使用。例如：胃痛灸足三里，心绞痛灸内
关，都是在所病脏腑、经脉本经取穴；脾虚泄泻灸公孙、
足三里穴则是表里经配合取穴的范例。其作用不外是激起
经气流行使气至病所，起到调整全身的功能，进而促进平
衡状态的恢复。

2. 局部取穴

局部取穴是根据每一腧穴都能治疗所在部位的局部或邻近部位的病症这一特性，即"腧穴所在，主治所在"，选取病症局部或邻近的腧穴施灸。由艾灸直接作用于患部，是以调整局部功能为主，提高全身功能为辅的一种取穴法，凡与患病器官邻近的各穴均具有区域性的就近治疗的作用。例如：胃痛灸中脘、梁门；胸痛灸膻中、中府。局部取穴还包括在体表可见的病损部位选阿是穴或其他刺激点、刺激面施灸。如关节肿痛在局部寻找压痛点施灸，风湿结节、褥疮、神经性皮炎等，在其表面施灸，指（趾）头炎熏灸患处等都是按局部取穴原理施灸。

3. 随证取穴

随证取穴亦叫对症取穴或辨证取穴。它是根据中医理论和腧穴的特殊功效提出的，与循经取穴和局部取穴有所不同。循经取穴和局部取穴是以病痛部位为依据选穴施治。但对一些全身性症候，如虚脱、发热、癫狂等并不能完全概括，可采用临床常用的、疗效肯定的一些穴位对症处理。对患者进行及时抢救和治疗。如对虚脱者急灸百会、气海、关元，或神阙穴隔盐灸，以温阳益气固脱；对癫狂者灸少商、隐白穴醒脑开窍；对急性腮腺炎患儿点灸角孙穴泻热消肿；对胎位不正灸至阴穴转胎等，都属对症取穴范畴。根据《难经》提出的"腑会太仓，脏会季胁，筋会阳陵，髓会绝骨，血会膈俞，骨会大杼，脉会太渊，气会膻中"理论，说明这些腧穴与某一方面病症有密切关系，临床也可作为对症选穴的依据。例如：对血虚或慢性出血患者灸膈俞，筋病灸阳陵泉，无脉症灸太渊等。

4. 临床经验穴

百会与肾俞同取，可举陷升阳，而治遗尿久泄；风池与阳陵同取，可降逆疏风、立即降低血压；肩井消瘰疬如神，悬钟止鼻血立效，肾俞与气海并用，可固本培元，三里与中脘可宽中和胃，口苦取胆俞与阳陵，口甜取脾俞与阴陵，盗汗取阴郄，疔肿取灵台，这些都是前人的经验积累，并需要平时的实践，有所补充和验证而来的。如此等等，不一而足，用时方可手到拈来。

5. 天人相应穴

人的生理活动，时刻与自然界的各种变化息息相通，天人合一，这是中医学说的重要内容之一。在针灸临床上不论是局部与就近取穴，或是循经取穴，总是以病人为主体，而周围的外界环境，未曾统一考虑。在"子午流注""移光定位"与"脏气法时"的几种取穴法当中，则是以天人相应的理论为指导，以顺阴阳而调气血为主体，把人体与自然界的变化规律统一对待。

6. 病理反应穴

有诸内必然形诸外，故内脏病变常可在体表的某些特定部位出现某些病理反应物与病理现象。即或是在体表的病变，也能在其附近或远隔部位出现某种反应，如局部皮肤出现红斑、红点、黑点，局部皮肤凸起凹陷之处，或按压体表指下有空虚、硬结、条索状物或压痛等感觉。在急性炎症时，以小红点最为多见，以压痛反应最为重要。另外，还有热敏点反应，也应注意选用。

二、体位的选择

施灸前必须调整好体位再取穴，取穴的准确与否直接影响灸疗的效果。一般来讲，仰卧位适用于胸腹部的腧穴，俯卧位适用于腰背部的腧穴，侧卧位适用于身体侧面的腧穴，仰靠坐位适用于前额、颜面、颈前和上胸部的腧穴，俯伏坐位适用于取头顶、后枕、项背部的腧穴，侧伏坐位适用于头颞、面颊、颈侧、耳部的腧穴。无论采取任何姿势，患者均应舒适自然、肌肉放松，施灸部位需明显暴露，使艾炷及其他各种温灸器放置平稳，燃烧时火力集中，热力易于深透肌肉。总之，患者要选择合适的体位，便于医生准确取穴、规范操作，完成灸治全过程。

三、施灸顺序

施灸顺序一般宜先灸上部，后灸下部；先背部，后腹部；先头部，后四肢；先灸阳经，后灸阴经；先少后多。正如《备急千金要方》所说："凡灸法先发于上，后发于下；先发于阳，后发于阴。"《小儿明堂灸经》载有："先灸上，后灸下；先灸少，后灸多。"但在特殊情况下，也可酌情灵活运用，不可拘泥。

四、灸量的控制

灸法是一种温热刺激，要达到一定的温热程度即刺激强度，才能有防治疾病的效果。施灸刺激强度与灸量有关。

灸量即施灸的数量，包括艾炷大小，施灸壮数与次数，施灸时间的长短等。施灸数量，原则上要足，火足气至适度而止。灸量不足，火候不到，就达不到治疗目的。正如《医宗金鉴·刺灸心法要诀》所说："凡灸诸病，必火足气到，始能求愈。"除了灸量充足而适度之外，还应根据患者的体质与年龄、施灸部位、施灸方法、病情病位等因素综合确定灸量。

对于艾炷、壮数，一般来说炷小、火势小、壮数少则量小、炷大、火势大、壮数多则量大。艾条灸、温灸器灸则以时间计算，太乙神针、雷火神针是以熨灸的次数计算。

对于体质和年龄，一般青壮年、男性，初病、体实

艾灸
疗法治百病

者，宜大炷、多壮；妇女、儿童、老人，久病、体虚者，宜小炷、少壮，须坚持日久。《外台秘要》："凡灸有生、熟，候人盛衰及老少也。衰老者少灸，盛壮强实者多灸。"生即少灸，熟即多灸。

对于施灸部位而言，头面、胸背，艾炷不宜大而多；腰背腹部，肌肉丰厚处，可用大炷、多壮。四肢末端，皮肉浅薄而多筋骨处宜少。如《备急千金要方》云："头面目咽，灸之最欲生少；手臂四肢，灸之则须小熟，亦不宜多；胸背腹灸之尤宜大熟，其腰脊欲须生少。"实验也发现，肌肉浅薄之处的大椎、至阴穴，少灸则转胎效果佳，多灸之后效反差。

对于施灸方法，以艾炷灸为例，艾炷直接灸时，可用小炷、中炷；间接灸则用中炷、大炷。

根据病情病位定灸量。沉寒痼冷、元气将脱者需扶助阳气、温寒解凝，非大炷多壮不能奏效。如《备急千金要方》言"凡言壮数者，若丁壮遇病根深笃，可倍多于方数"。另外如灸治急症，多数医家主张壮数宜多，如在众多著述中，灸"五十壮""百壮""二三百壮""五百壮""七八百壮"等描述随处可见。《扁鹊心书》言："大病宜灸脐下五百壮。"《西方子明堂灸经》指出脐中穴"主泄利不止……灸百壮"等。但也有医家持不同意见，如《千金要方》认为施灸壮数应以身体部位来定，"苦卒暴百病，……灸头面四肢宜多，灸腹背宜少，其多不过五十.其少不减三五七九壮"。《类经图翼》则认为应以却病为度，"故灸者必令火气直达毒处，不可拘定壮数"。对于病位而言，病在浅表、灸量可小；在内则灸量宜大。痈疽阴疮虽发于体表，但病根在内，故灸量亦须大。

灸量还与疗程相关。疗程长灸量大，用于慢性病；疗程短灸量小，多用于急性病。一般来说，急性病疗程短，每天可灸2~3次；慢性病疗程长，可每天灸1次，或2~3天灸1次。初诊时每天灸1次，病情好转后可2~3天灸1次。

灸法补泻指根据不同证候，合理选择不同的灸治方法，以达到补虚泻实的目的。虚者灸之，正气得扶；实者灸之，邪气得除。虚证用热灸，有扶阳济阴、补中益气、温经散寒的作用；而实证用冷灸、冰灸，则有清热解毒、消肿散瘀，退热止痛的功效。艾炷灸的补泻关键在于操作上的徐疾、艾火的大小、艾炷的多少。艾条灸补法多采用刺激性较弱的灸法，艾条灸泻法则采用刺激性较强的灸疗，使患者产生强烈的温热刺激。《灵枢》指出："以火补者，毋吹其火，须自灭也；以火泻之，疾吹其火，传其艾，须其火灭也。"《针灸大成》也载："以火补者，毋吹其火，须待自灭，即按其穴。以火泻者，速吹其火，开其穴也。"

艾炷灸补法：点燃艾炷后，不吹艾火，待其徐燃自灭，火力微而温和，时间较长，施灸壮数较多，艾炷大，灸治完毕后用手按压施灸穴位，谓之真气聚而不散，可使火力徐之缓进，发挥温通经脉、驱散寒邪、扶阳益气、行气活血、强壮功能的温补作用。

艾炷灸泻法：点燃艾炷后，速吹旺其火，火力较猛，快燃快灭，当患者感觉局部烧灼发烫时，即迅速更换艾炷再灸，灸治时间较短，壮数较少，艾炷小，施灸完毕不按其穴，开其穴可使火毒邪热由肌表而散，从而达到引热外出的目的。

艾条灸的补法：用艾条温和灸或回旋灸，每穴每次灸3～5分钟，补法可起到促进生理功能、解除过度抑制、引起兴奋的作用。

艾条灸的泻法：用艾条雀啄灸，每穴每次灸5～7分钟，约60～100下，并可根据病情适当延长时间或增加灸的强度，泻法可起到镇静、缓解异常兴奋、促进抑制等作用。

另外，施补法时，艾条宜小而细；泻法时，艾条宜大而粗。

六、灸疮的处理和灸后调护

灸治后局部组织因灼伤而产生无菌性化脓现象，称为灸疮。

如灸疮干燥，无分泌物渗出，古人称之为"灸疮不发"，往往不易收效。可多吃一些营养丰富的食物，或服补气养血药物，促使灸疮的正常透发，也可在原处用艾炷灸数壮，促使灸疮发作，以提高疗效。由于化脓灸耗伤精血较多，故古人对灸后的调养颇为注意，《针灸大成》记载："灸后不可就饮茶，恐解火气；及食，恐滞经气，须少停一二时，即宜入室静卧，远人事，远色欲，平心定气，凡百俱要宽解。尤忌大怒、大劳、大饥、大饱、受热、冒寒。至于生冷瓜果，亦宜忌之。唯食茹淡养胃之物，使气血通流，艾火逐出病气。若过厚毒味，酗醉，致生痰涎，阻滞病气矣。鲜鱼鸡羊，虽能发火，止可施于初灸十数日之内，不可加于半月之后。"

七、注意事项

虽然灸疗方法简便，但在临床应用时，尚须注意以下几点，以保证其安全有效。

（1）施灸前根据患者的体质、病情，选用合适的灸疗方法，并取得患者的合作。

（2）施艾炷直接灸时，应用75%酒精棉球消毒，面积要大些，以防灸后皮肤破溃，继发感染。正常的瘢痕灸，脓色较淡，多为白色，若感染细菌而化脓，则脓色黄绿，出现黄绿色脓，应外用消炎药膏、玉红膏等。无瘢痕灸者局部出现水泡，若水泡不大，可用敷料覆盖，并嘱患者不要抓挠，一般数日后即可吸收自愈，若水泡过大，宜用消毒针具引出水泡内液，外用敷料覆盖，数日内即可痊愈。

（3）腰腹部施灸壮数可多；胸部、四肢施灸壮数宜少，头颈部更少。青壮年施灸，壮数可多，时间可长；老人、小儿施灸，壮数应少，时间宜短。颜面部、心区、大血管及关节处不可用瘢痕灸，孕妇的腹部和腰骶部不宜施灸。昏迷、局部感觉迟钝或消失者，勿灸过量。

（4）施灸过程中，如发生头晕、大汗淋漓等现象，此称为晕灸，一旦发生晕灸，要立即停灸，并嘱患者静卧。

（5）施灸时防止艾火脱落灼伤皮肤、衣服和被褥，治疗结束后必须熄灭艾绒，以防复燃。

（6）施用化脓灸后，在化脓期或灸后起泡破溃期，均应忌酒、鱼腥及刺激性食物。

第三章

呼吸系统疾病艾灸疗法

急性上呼吸道感染

一、概述

急性上呼吸道感染简称上感，是鼻腔、咽或喉部急性炎症的简称。主要病原体是病毒、细菌。普通感冒是上感最常见类型，主要表现为喷嚏、鼻塞、流清水样鼻涕，咽干、咽痒、咳嗽，2~3天后鼻涕变稠，可伴咽痛、头痛、流泪、味觉迟钝、呼吸不畅、声嘶等，有时由于咽鼓管炎致听力减退，严重者有发热、轻度畏寒和头痛等。一般上感病情较轻、病程短，经5~7天痊愈，预后良好。急性上呼吸道感染相当于中医学的感冒。

二、证候表现及灸法治疗

中医将感冒分为风寒感冒、风热感冒、暑湿感冒、气虚感冒、阴虚感冒等证型。灸法治疗主要用于风寒感冒、暑湿感冒及气虚感冒。

1. 风寒感冒证

【主症】恶寒，发热，无汗，肢节酸疼，头痛，喷嚏，鼻塞流清涕，咽痒微咳，咳痰稀薄色白，口不渴或渴喜热饮，苔薄白，脉浮紧。

【取穴】大椎、风门、肺俞。

灸法

隔姜灸或艾条温和灸均可，隔姜灸，取生姜的辛温发散之力，每穴各灸5~7壮，若艾条温和灸，每穴灸20分钟，每日灸2次，连续灸3天。（图3-1、图3-2）。

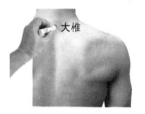
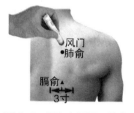

图 3-1　温和灸大椎　　　图 3-2　温和灸风门、肺俞

配穴　肢节酸疼者加大杼，隔姜灸或艾条温和灸均可，方法同上。鼻塞者加迎香，艾条温和灸，灸5分钟左右，鼻窍通气即止，注意不要烫伤面部皮肤。（图3-3、图3-4）。

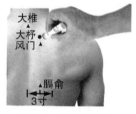
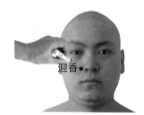

图 3-3　温和灸大杼　　　图 3-4　温和灸迎香

2. 暑湿感冒证

【主症】身热，微恶风，汗少，肢体酸重或疼痛，头昏沉重胀痛，咳嗽痰黏，鼻流浊涕，心烦口渴，或口中黏腻，渴不多饮，胸闷脘痞，泛恶，腹胀，大便溏，小便短赤，舌苔薄黄而腻，脉濡数。

【取穴】选阴陵泉、足三里、曲泽、委中。

灸法　用艾条温和灸，足三里、阴陵泉，功擅健脾除湿，二选一，曲泽、委中为夏月暑湿感冒常用穴，二选一，每穴10～15分钟，至局部皮肤潮红、自觉有温热感即可。（图3-5、图3-6、图3-7、图3-8）。

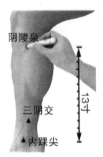

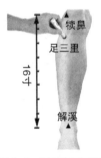

图 3-5　温和灸阴陵泉　　　　图 3-6　温和灸足三里

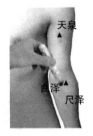

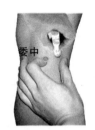

图 3-7　温和灸曲泽　　　　图 3-8　温和灸委中

3. 气虚感冒证

【主症】恶寒发热，无汗，头痛身楚，咳嗽，痰白，咯痰无力，平素
　　　　神疲体弱，气短懒言，反复感冒，舌淡苔白，脉浮而无力。

【取穴】风门、肺俞、足三里（重灸）。

灸法

　　　　采用艾条温和灸，每日早晚各1次，每穴灸
15～20分钟，2周为1个疗程。感冒愈后，平素每晚
睡前灸1次，每穴灸15～20分钟，意在健脾益气固表。
（图3-9、图3-10）。

艾灸疗法治百病

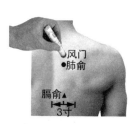
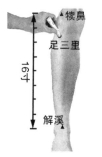

图 3-9　温和灸风门、肺俞　　图 3-10　温和灸足三里

 配穴

正气虚，卫表不固，经常大汗淋淋者，加复溜、合谷，复溜用艾条温和灸，每日早晚各1次，每次灸15～20分钟，合谷用中艾炷无瘢痕灸，5～7壮，每日早晚各1次，2周为1个疗程。（图3-11、图3-12）。

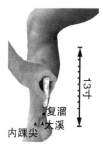
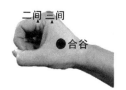

图 3-11　温和灸复溜　　　　图 3-12　无瘢痕灸合谷

小贴士

经常容易感冒的患者平时需要注意避免受凉、淋雨和过度劳累等，还应坚持有规律的、适当的运动。

灸法对气虚感冒、风寒感冒、暑湿感冒疗效好，而风热感冒、阴虚感冒一般不首选灸法，可取大椎、曲池、尺泽、外关、合谷、鱼际、少商、耳尖等穴，选毫针刺法、刺络拔罐、耳针放血、三棱针点刺出血、皮肤针叩刺等方法。

慢性支气管炎

一、概述

慢性支气管炎是指气管、支气管黏膜及其周围组织的慢性非特异性炎症，临床上以慢性反复发作性的咳嗽、咳痰或伴喘息为主要症状，病情若缓慢进展，常并发阻塞性肺气肿，甚至肺动脉高压、肺源性心脏病。

慢性支气管炎属中医学"咳嗽"范畴。

二、证候表现及灸法治疗

咳嗽可分为外感咳嗽和内伤咳嗽两大类。外感咳嗽包括风寒袭肺、风热犯肺、风燥伤肺等证型；内伤咳嗽包括痰湿蕴肺、痰热郁肺、肝火犯肺、肺阴亏耗等证型。

1. 风寒袭肺证

【主症】咳嗽声重，气急，咽痒，咳痰稀薄色白，常伴鼻塞，流清涕，头痛，肢体酸楚，或见恶寒发热，无汗等表症，舌苔薄白，脉浮紧。

【取穴】肺俞、中府、列缺、太渊、风门。

灸法

以背部腧穴为主，每次选用2~3个穴位，中艾炷隔姜灸，每穴每次灸7壮，每日灸治1次，重症每日灸治2次，病愈即止。（图3-13、图3-14、图3-15、图3-16）。

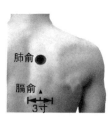

图 3-13　隔姜灸肺俞

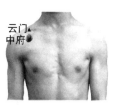

图 3-14　隔姜灸中府

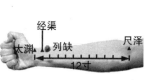

图 3-15　隔姜灸列缺

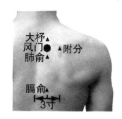

图 3-16　隔姜灸风门

配穴

　　鼻塞、流清涕者，加迎香，艾条温和灸，灸5分钟左右，鼻窍通气即止，注意灸治距离不要太近，以免烫伤面部皮肤。若恶寒发热、无汗、头痛、肢体酸楚，表症明显者，加合谷疏风散寒，中艾炷隔姜灸，灸7壮。咳嗽、咳痰，伴喘息者，加定喘、天突、膻中等降气平喘穴，一般取定喘、肺俞穴，与定喘、脾俞穴交替使用，用白芥子灸，三伏贴用，效果更好，如果贴后热辣、烧灼感明显，可提前揭掉，以防烧伤皮肤。（图3-17、图3-18）。

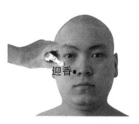

图 3-17　温和灸迎香

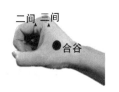

图 3-18　隔姜灸合谷

2. 痰湿蕴肺证

【主症】咳嗽反复发作，咳声重浊，痰多，因痰而嗽，痰出咳平，痰稠黏腻色白或带灰色，每于早晨或食后则咳甚痰多，进甘甜油腻食物加重，胸闷脘痞，呕恶食少，体倦，大便时溏，舌苔白腻，脉濡滑。

【取穴】肺俞、脾俞、丰隆、阴陵泉、足三里。

灸法

为方便起见，可取2个背部腧穴，肺俞、脾俞有宣肺化痰的作用，或选2个下肢穴位，足三里、丰隆、阴陵泉有健脾化痰除湿的功效。背部穴位用白芥子灸，下肢穴位用中艾炷隔姜灸，灸7壮即可，每日或隔日1次，7~10次为1疗程。（图3-19、图3-20、图3-21）。

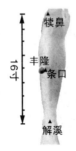 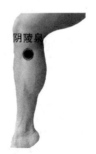 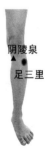

图3-19 隔姜灸丰隆　图3-20 隔姜灸阴陵泉　图3-21 隔姜灸足三里

配穴

胸闷脘痞重者，加内关、膻中，宽胸理气，隔姜灸或艾条温和灸均可。（图3-22、图3-23）。

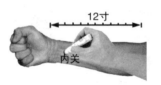 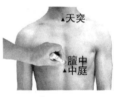

图3-22 温和灸内关　　　图3-23 温和灸膻中

慢性支气管炎患者应戒烟，避免烟雾及粉尘、刺激性气体对呼吸道的影响；加强锻炼，增强体质，提高抗病能力；在气候突变时及寒冷季节，应注意保暖，预防感冒。

小贴士

风热犯肺、风燥伤肺、痰热郁肺、肝火犯肺、肺阴亏耗等证型不宜首选灸法，尤其是痰热郁肺、风燥伤肺、肺阴亏耗等证型，不宜首选艾灸疗法，可取大椎、尺泽、曲池、合谷、鱼际、少商、耳尖等穴，采用用三棱针、皮肤针放血，或刺络拔罐。

肺炎

一、概述

肺炎是由多种病原体（如细菌、真菌、病毒、寄生虫等）引起的肺实质炎症，其他如放射线、化学、过敏因素等亦能引起肺炎。临床主要症状为寒战、高热、咳嗽、咯痰、胸痛等。肺炎可按病原学分类，也可按解剖部位分为大叶性、小叶性、间质性肺炎。现临床多采用前者，亦可将二者结合起来分类。肺炎是常见病，在各种致死病因中居第五位，老年或机体免疫力低下者伴发肺炎时，病死率更高。

本病属中医"风温""咳嗽""肺热病""肺炎喘嗽"的范畴。

二、证候表现及灸法治疗

临床常见证型有风热闭肺、热邪闭肺、热痰闭肺、肺胃阴虚、肺脾气虚。

1. 肺胃阴虚证

【主症】低热不退，咳嗽少痰，口干口渴，面色潮红，盗汗，唇
红，舌红少苔而干，或舌苔花剥，脉细数。

【治则】清热宣肺，养阴益胃。

【取穴】肺俞、大椎、三阴交。

灸法

选用温和灸或雀啄灸均可。每穴灸5~10分钟，灸
至以患者感觉舒适，局部皮肤潮红为度，每日灸1~2
次。（图3-24、图3-25、图3-26）。

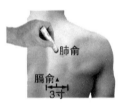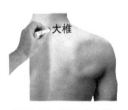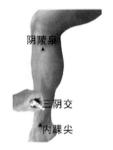

图3-24 温和灸肺俞　　　　图3-25 温和灸大椎　　　图3-26 温和灸三阴交

2. 肺脾气虚证

【主症】微咳痰多，神疲倦怠，面色少华，自汗食少，大便稀
溏，唇舌淡红，脉细弱无力。

【取穴】肺俞、脾俞、足三里、气海。

灸法

脾俞、肺俞、气海、足三里等穴有健脾益气作
用，选2穴，用白芥子丸贴敷穴位，糖尿病患者改用艾
条温和灸，10~20分钟，每日1次，10次为1个疗程。
（图3-27、图3-28、图3-29、图3-30）。

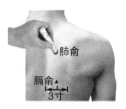

图 3-27 温和灸肺俞

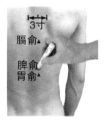

图 3-28 温和灸脾俞

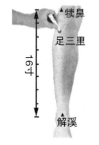

图 3-29 温和灸足三里

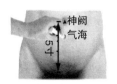

图 3-30 温和灸气海

小贴士

肺炎患者应接受抗生素治疗。上述疗法均为配合治疗。

本病在治疗期间要注意休息，避免受凉，同时配合中西药物治疗。患者应加强体育锻炼，增强体质，提高自身的免疫力，易感及免疫力低下者可接种疫苗。

风热闭肺、热邪闭肺、热痰闭肺型不适合用灸法治疗，但可以配合拔罐、放血、刮痧等疗法进行治疗。

支气管哮喘

一、概述

支气管哮喘,简称哮喘，是由多种细胞（如嗜酸性粒细胞、肥大细胞、T淋巴细胞、中性粒细胞、气道上皮细胞等）和细胞组分参与的气道慢性炎症性疾病。这种慢性炎症与气道高反应性相关，通常出现广泛多变的可逆性气流受限，临床表现为反复发作的喘息、气急、胸闷或咳嗽等症状，常在夜间和（或）清晨发作、加剧，多数患者可自行缓解或经治疗缓解。

支气管哮喘属中医学"哮病"范畴。

二、证候表现及灸法治疗

哮病临床分为发作期和缓解期。发作期可分为冷哮、热哮、寒包热哮、风痰哮、虚哮等证型；缓解期可分为肺脾气虚、肺肾两虚等证型。

哮喘发作期的治疗，除吸氧外，主要是通过雾化吸入、静脉滴注或口服等途径给予支气管舒张剂、抗炎药、激素等。灸法多用于缓解期，目的是控制症状，减少发作，提高生活质量，防止哮喘病情的加重和恶化。

1. 肺脾气虚证

【主症】气短声低，喉中有轻度哮鸣，痰多质稀，色白，自汗，怕风，常易感冒，倦怠无力，食少便溏，舌质淡，苔白，脉细弱。

【取穴】脾俞、肺俞、气海、足三里、天突、膻中、定喘、丰隆。

灸法

脾俞、肺俞、气海、足三里等穴有健脾益气作用，选2穴，用白芥子丸贴敷穴位，糖尿病患者改用艾条温和灸，10～20分钟，每日1次，10次为1疗程。天突、膻中、定喘、丰隆有降气平喘化痰的作用，选2穴，方法同上。（图3-31、图3-32、图3-33、图3-34、图3-35、图3-36、图3-37、图3-38）。

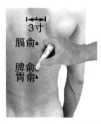

图 3-31　温和灸脾俞

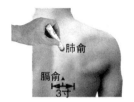

图 3-32　温和灸肺俞

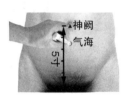

图 3-33　温和灸气海

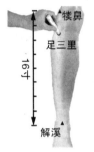

图 3-34　温和灸足三里

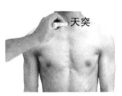

图 3-35　温和灸天突

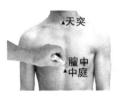

图 3-36　温和灸膻中

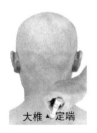

图 3-37　温和灸定喘

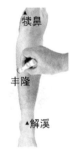

图 3-38　温和灸丰隆

2. 肺肾阳虚证

【主症】短气息促，动则为甚，吸气不利，咳痰质黏起沫，头晕耳鸣，腰酸腿软，心慌，不耐劳累。或畏寒肢冷，面色苍白，舌胖苔白，脉沉细；或五心烦热，颧红，口干，舌红少苔，脉细数。

【取穴】肾俞、命门、关元、膏肓、肺俞、天突、膻中、定喘。

灸法

　　肾俞、命门、关元、膏肓擅于温补肾阳，选其中2穴即可，用隔附子饼灸7壮，或艾条温和灸10~20分钟，每日1次。肺俞、天突、膻中、定喘长于降肺气，选其中2穴，用小艾炷瘢痕灸，7~14壮，注意要精心护理灸疮，如果护理不当，会造成继发感染。（图3-39、图3-40、图3-41、图3-42、图3-43、图3-44、图3-45、图3-46）。

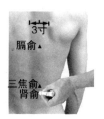

图3-39　温和灸肾俞

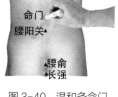

图3-40　温和灸命门

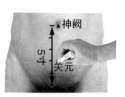

图3-41　温和灸关元

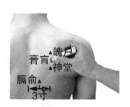

图3-42　温和灸膏肓

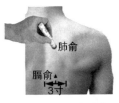

图3-43　温和灸肺俞

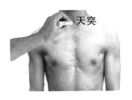

图3-44　温和灸天突

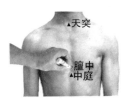

图3-45　温和灸膻中

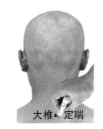

图3-46　温和灸定喘

小贴士

支气管哮喘患者应随身常备哮喘气雾剂，以控制哮喘的突然发作。避免接触过敏原，减少哮喘发作；饮食清淡，忌肥甘厚味，防治生痰生火；保持心情舒畅，避免不良情绪的影响；劳逸适度，防止过度疲劳；加强体育锻炼，提高机体抵抗力。

哮喘发作期，特别是出现喘脱危证，应立刻采用中西医结合治疗。缓解期的治疗，临床多采用艾法，传统的"三伏贴"近年开始流行，不失为防治哮喘的有效治疗方法。

肺气肿

一、概述

肺气肿多继发于慢性肺及支气管病变，所以凡能引起肺及支气管炎症、阻塞的病变也都是引起肺气肿的原因。如感染、吸烟、大气污染等因素可使支气管黏膜充血、水肿，腺体肥大分泌亢进，支气管痉挛、狭窄引起气道阻塞等。本病为慢性不可复性疾病，多见于50岁以上的老年人。

本病属中医学的"肺胀""虚喘"等范畴。

二、证候表现及灸法治疗

肺气肿临床常见证型有：痰浊壅肺、痰热郁肺、痰蒙神窍、肺肾气虚、阳虚水泛。

1. 肺肾气虚证

【主症】呼吸浅短难续，声低气怯，甚则张口抬肩，倚息不能平卧，咳嗽，痰白如沫，咯吐不利，胸闷，心慌，形寒汗出，舌淡或黯紫，脉沉细数无力，或有结代。

【取穴】天突、华盖、膻中、中府、大椎、定喘。

天灸法。将斑蝥30克，细辛、白胡椒各20克，生麻黄22克，樟脑粉8克，研末后用50克二甲基亚砜或鲜姜汁调成糊状药膏，贴于所选穴位。

2. 阳虚水泛证

【主症】面浮，下肢肿，甚则一身悉肿，腹部胀满有水，心悸，喘咳，咯痰清稀，脘痞，纳差，尿少，怕冷，面唇青紫，苔白滑，舌胖质黯，脉沉细。

【取穴】肺俞、脾俞、肾俞、膻中、足三里、阴陵泉。

灸法

取2~4个腧穴，背部腧穴用小艾炷直接灸，每穴灸7壮，下肢腧穴用艾条回旋灸，每穴灸15分钟，10次为1个疗程。（图3-47、图3-48）。

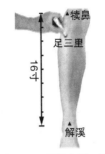

图3-47　回旋灸足三里

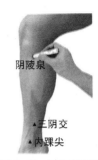

图3-48　回旋灸阴陵泉

小贴士　本病多由慢性咳喘发展而来，故宜积极防治慢性咳喘。肺气肿病程缠绵，经久难愈，应坚持多种疗法综合治疗。

肺结核

一、概述

肺结核病是结核分枝杆菌引起的慢性肺部感染性疾病。临床上多呈慢性发病过程，常有咳嗽、咳痰、咯血、胸痛、呼吸困难等肺部症状，全身症状有发热（午后潮热）、盗汗、倦怠乏力、食欲减退、体重减轻、月经不调等。肺结核病属中医学"肺痨"范畴。

肺结核属于传染病，患者应该主动到医院诊治，必须采用标准化治疗方案，同时可以配合灸法。

1. 气阴耗伤证

【主症】咳嗽无力，气短声低，咳痰清稀色白，量较多，偶或夹血，或咯血，血色淡红，午后潮热，伴有畏风，怕冷，自汗与盗汗可并见，纳少神疲，便溏，面色白，颧红，舌淡，边有齿印，苔薄，脉细弱而数。

【取穴】肺俞、脾俞、膏肓、三阴交、百劳。

灸法 每次选取2~4个腧穴，施小艾炷瘢痕灸，注意保护好灸疮。（图3-49、图3-50、图3-51、图3-52、图3-53）。

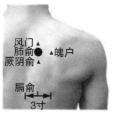
图 3-49 瘢痕灸肺俞

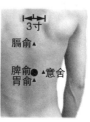
图 3-50 瘢痕灸脾俞

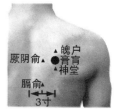
图 3-51 瘢痕灸膏肓

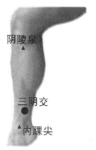
图 3-52 瘢痕灸三阴交

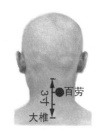
图 3-53 瘢痕灸百劳

2. 阴阳虚损证

【主症】咳逆喘息，少气，咳痰色白有沫，或夹血丝，血色暗淡，潮热，自汗，盗汗，声嘶或失音，口舌生糜，大肉尽脱，心慌，面浮肢肿，唇紫，形寒肢冷，或见五更泄泻，男子遗精阳痿，女子经闭，舌淡隐紫，无苔，少津，脉微细而数，或虚大无力。

【取穴】肺俞、膏肓、肾俞、太溪、三阴交。

灸法

取2～4个腧穴，背部腧穴用小艾炷直接灸，每穴灸7壮，下肢腧穴用艾条回旋灸，每穴灸15分钟，10次为1个疗程。（图3-54、图3-55、图3-56、图3-57、图3-58）。

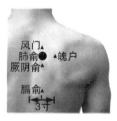

图3-54　直接灸肺俞

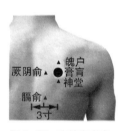

图3-55　直接灸膏肓

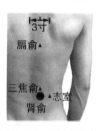

图3-56　直接灸肾俞

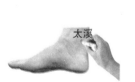

图3-57　回旋灸太溪

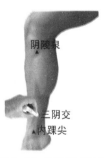

图3-58　回旋灸三阴交

配穴　形寒肢冷加关元、腰阳关以温阳益肾，用中艾炷隔附子饼灸，每穴灸7壮。

小贴士

肺结核患者应严格遵循医嘱，规律服药，不漏服，不停服，以免耐药性的产生。

肺阴亏损、虚火灼肺证不宜首选灸法，可以先采用毫针、放血、穴位注射等其他疗法。

第四章

心血管系统疾病艾灸疗法

心律失常

一、概述

心律失常是指心脏冲动的频率、节律、起源部位、传导速度或激动次序的异常。按其发生原理，可区分为冲动形成异常和冲动传导异常两大类，多种疾病都可见有心律失常，如窦性心动过速、窦性心动过缓、房性期前收缩、心房颤动、心房扑动、房室传导阻滞、病态窦房结综合征、预激综合征、心功能不全、心肌炎等。

本病相当于中医学"心悸"的范畴。

二、证候表现及灸法治疗

心悸临床常见心虚胆怯、心血不足、阴虚火旺、心阳不振、水气凌心、心脉瘀阻、痰火扰心等证型。

如心律失常表现以心悸为主症者，均可按本病证辨证施灸。

1. 心虚胆怯证

【主症】心悸不宁，善惊易恐，坐卧不安，不寐多梦而易惊醒，惧怕声响，食少纳呆，苔薄白，脉细数或细弦。

【取穴】心俞、胆俞、内关。

灸法

心俞、胆俞用中艾炷无瘢痕灸，当艾炷燃烧到一半，患者有发烫、疼痛时，另换一新艾炷，灸5~7壮；内关用艾条温和灸，10~15分钟。每天1次，或隔天1次，10天为1疗程。（图4-1、图4-2、图4-3）

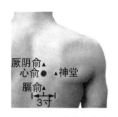
图 4-1 无瘢痕灸心俞

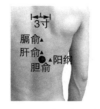
图 4-2 无瘢痕灸胆俞

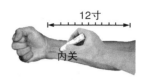
图 4-3 温和灸内关

配穴

不寐多梦而易惊醒者，加心经原穴神门、心包经原穴大陵，睡前用艾条温和灸安神作用更好，一般熏灼10～15分钟（图4-4、图4-5）；食少纳呆者，加脾俞、胃俞以健脾胃，助运化，脾俞、胃俞用中艾炷无瘢痕灸（图4-6、图4-7）。

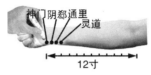
图 4-4 温和灸神门

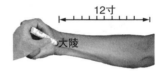
图 4-5 温和灸大陵

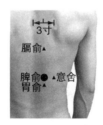
图 4-6 无瘢痕灸脾俞

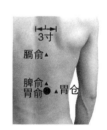
图 4-7 无瘢痕灸胃俞

2. 心血不足证

【主症】心悸气短，头晕目眩，失眠健忘，面色无华，倦怠乏力，纳呆食少，舌淡红，脉细弱。

【取穴】内关、足三里、心俞、脾俞。

内关是调节心率的首选穴，用艾条温和灸10～15分钟（图4-8）；足三里健脾和胃，强其气血生化之源，古人常用瘢痕灸，因为灸后化脓期的调养较烦琐，现代临床多用艾条温和灸，距离皮肤2～3厘米熏灼，灸到皮肤红晕潮湿为度（图4-9）；心俞、脾俞用中艾炷无瘢痕灸，5～7壮。每天1次，或隔天1次，10天为1疗程。（图4-10、图4-11）

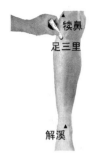

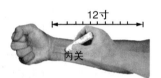

图 4-8　温和灸内关　　　　图 4-9　温和灸足三里

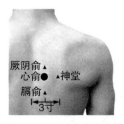

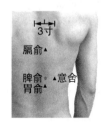

图 4-10　无瘢痕灸心俞　　　图 4-11　无瘢痕灸脾俞

失眠健忘者，加神门、百会养血安神，神门用艾条温和灸，10分钟左右，百会用艾条雀啄灸，距离皮肤2～3厘米，一上一下，缓慢移动，局部有温暖舒适感即可，以免烤焦头发、损伤毛囊。（图4-12、图4-13）

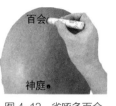

图 4-12　温和灸神门　　　　　图 4-13　雀啄灸百会

3. 心阳不振证

【主症】心悸不安，胸闷气短，动则尤甚，面色苍白，形寒肢
　　　　冷，舌淡苔白，脉虚弱或沉细无力。

【治则】温通心阳，安神定悸。

【取穴】内关、关元、气海。

灸法

内关常用艾条温和灸，15~20分钟（图4-14）；
关元、气海用大艾炷无瘢痕灸，7~14壮。每天1次，
10天为1疗程（图4-15、图4-16）。

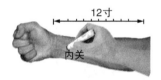

图 4-14　温和灸内关

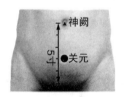

图 4-15　无瘢痕灸关元

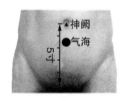

图 4-16　无瘢痕灸气海

配穴

自汗气短者，加足三里、复溜，用艾条温和灸，
各10分钟；形寒肢冷者，加命门、肾俞、腰阳关，用
大灸盒灸，火力足，施灸面广，作用强，灸至小腹、
下肢、四末温暖舒适为度。（图4-17、图4-18）

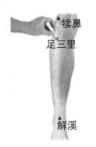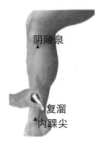

图 4-17　温和灸足三里　　图 4-18　温和灸复溜

4. 水气凌心证

【主症】心悸眩晕，胸闷痞满，恶心欲吐，渴不欲饮，下肢浮
　　　　肿，形寒肢冷，小便短少，舌淡胖，苔白滑，脉弦滑或
　　　　沉细而滑。

【取穴】心俞、肾俞、三焦俞。

灸法

　　　心俞、肾俞、三焦俞均用中艾炷无瘢痕灸，各灸
7壮。每天1次，或隔天1次，15天为1疗程。（图
4-19、图4-20、图4-21）

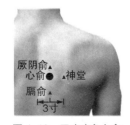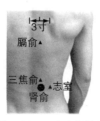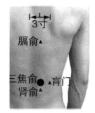

图 4-19　无瘢痕灸心俞　　图 4-20　无瘢痕灸肾俞　　图 4-21　无瘢痕灸三焦俞

配穴

　　　浮肿者，加水分、阴陵泉，水分用中艾炷无瘢
痕灸，灸7壮；阴陵泉用艾条温和灸，15分钟左右。
（图4-22、图4-23）

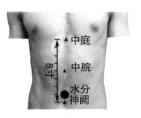

图 4-22　无瘢痕灸水分

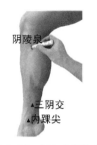

图 4-23　温和灸阴陵泉

5. 心脉瘀阻证

【主症】心悸不安，胸闷不舒，心痛时作，痛如针刺，唇甲青紫，舌质紫暗，有瘀斑，脉涩或结或代。

【取穴】阴郄、郄门、心俞、膈俞。

灸法

阴郄、郄门长于活血通络而止痛，用温针灸，留针20～30分钟（图4-24、图4-25）；心俞、膈俞用中艾炷无瘢痕灸，灸7壮（图4-26、图4-27）。每天1次，或隔天1次，15天为1疗程。

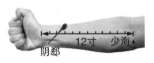

图 4-24　温针灸阴郄

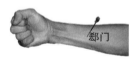

图 4-25　温针灸郄门

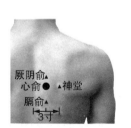

图 4-26　无瘢痕灸心俞

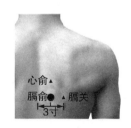

图 4-27　无瘢痕灸膈俞

胸闷心痛，痛如针刺者，加膻中、巨阙，用艾条温和灸，10～15分钟。（图4-28、4-29）

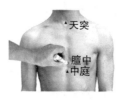

图4-28　温和灸膻中

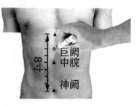

图4-29　温和灸巨阙

小贴士

心律失常患者应该做到饮食有节，生活规律，保持心情愉快，乐观开朗，情绪稳定。同时，应该注意保暖。该病病势缠绵，患者应该长期坚持治疗。

阴虚火旺证为肝肾阴虚，虚火妄动；痰火扰心证是痰湿郁久化火，痰热互结。二者无论虚热实热，均不宜首选灸法。阴虚火旺证可选内关、神门、心俞、厥阴俞、膏肓、三阴交、太溪等穴；痰火扰心证可选内关、丰隆、膻中、大椎、劳宫等穴。用毫针泻法，或耳针、刺血疗法等。

高血压

一、概述

高血压可分为原发性高血压和继发性高血压。原发性高血压占高血压的95％以上。原发性高血压是以血压升高为主要临床表现，即收缩压≥140mmHg和（或）舒张压≥90mmHg，伴或不伴多种心血管危险因素的综合征。高血压是多种心、脑血管疾病的重要病因和危险因素，影响心、脑、肾等重要脏器的结构与功能，最终导致这些器官的功能衰竭。

高血压以眩晕为主症，属中医学"眩晕"的范畴。

二、证候表现及灸法治疗

眩晕临床常见肝阳上亢、痰湿中阻、瘀血阻窍等证型。

1. 肝阳上亢证

【主症】眩晕耳鸣，头胀头痛，急躁易怒，面红目赤，口苦，失眠多梦，遇烦劳郁怒症状加重，甚则昏仆，肢麻震颤，舌红苔黄，脉弦数。

【取穴】行间、侠溪、太冲、太溪、肝俞、肾俞。

灸法

　　行间、侠溪分别是肝胆的荥穴，有滋阴潜阳的作用，太冲、太溪分别为肝肾的原穴；肝俞、肾俞分别是肝肾的俞穴，均有补益肝肾的作用，正适于阴虚阳亢证，标本同治。但灸法偏于温补，时间不宜过长，一般选2~4个穴位，用温针灸，留针5分钟，隔日1次，10次为1个疗程。（图4-30、图4-31、图4-32、图4-33、图4-34、图4-35）

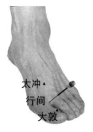
图 4-30　温针灸行间

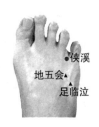
图 4-31　温针灸侠溪

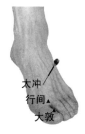
图 4-32　温针灸太冲

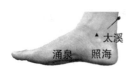
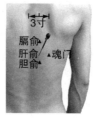
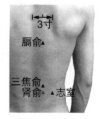

图4-33　温针灸太溪　　　　图4-34　温针灸肝俞　　　　图4-35　温针灸肾俞

2. 痰湿中阻证

【主症】眩晕，或伴视物旋转，头重昏蒙，胸闷恶心，呕吐痰涎，食少多寐，舌苔白腻，脉濡滑。

【取穴】内关、中脘、丰隆、阴陵泉。

灸法

中脘用中艾炷隔姜灸，取生姜和中化痰降逆之意，灸7壮（图4-37）；内关用中艾炷灸，灸7壮（图4-36）；丰隆、阴陵泉是化痰除湿首选穴，用艾条温和灸，灸10分钟左右（图4-38、图4-39）。选2～3个穴位，每日或隔日1次，10次为1疗程。

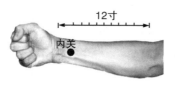
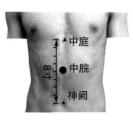

图4-36　艾炷灸内关　　　　　　图4-37　隔姜灸中脘

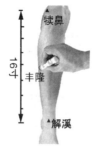
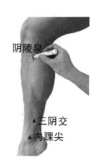

图4-38　温和灸丰隆　　　　　　图4-39　温和灸阴陵泉

艾灸
疗法治百病

058

高血压患者要坚持长期服用降压药；定时检测血压、血脂、尿常规、眼底、心电图；控制饮食，食宜清淡；保持乐观情绪，防止七情内伤。

对于肝阳上亢、痰湿中阻、瘀血阻窍这类虚实夹杂的高血压证，还有许多特效方法。比如：取太阳、耳尖、曲池、曲泽、委中，用三棱针点刺出血，或皮肤针叩刺，或用刺络拔罐法以降压；另外，耳针、头皮针、电针、腧穴注射、腧穴磁疗等其他针法对于高血压虚实夹杂证都有很好的治疗作用。

低血压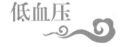

一、概述

低血压是指血压持续低于90/60mmHg。低血压分为体质性、体位性、继发性三类。体质性低血压最为常见，一般认为与体质瘦弱和遗传有关，多见于20～50岁的妇女和老年人；体位性低血压是指患者长时间站立或从卧位到站位、站立位时，因血压调解不良，突然出现血压下降超过20mmHg，并伴有相应症状；继发性低血压多由某些疾病或药物引起，如腹泻、大出血、风湿性心肌病、心肌梗死、脊髓空洞症、中风、降压药或抗抑郁药等。

低血压以眩晕为主症，属中医学"眩晕"范畴。

二、证候表现及灸法治疗

低血压临床常见气血亏虚证、肾精不足证和瘀血阻窍证。

【主症】眩晕动则加剧，劳累即发，面色白，神疲乏力，倦怠懒言，唇甲不华，发色不泽，心悸，少寐多梦，纳少腹胀，舌淡苔薄白，脉细弱。

【取穴】百会、气海、足三里、脾俞、胃俞。

灸法

可将以上腧穴分为2组，气海、足三里为第一组，百会、脾俞、胃俞为第二组，第一组腧穴取仰卧位，用中艾炷无瘢痕灸，灸7壮，隔日1次，5次为1疗程；（图4-40、图4-41）再用第二组腧穴，取俯卧位，亦用中艾炷无瘢痕灸，灸7壮，隔日1次，5次为1疗程（图4-42、图4-43、图4-44）两组交替使用，连续2个疗程。

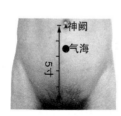
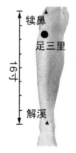
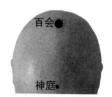

图 4-40　无瘢痕灸气海　　图 4-41　无瘢痕灸足三里　　图 4-42　无瘢痕灸百会

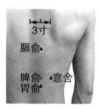
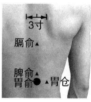

图 4-43　无瘢痕灸脾俞　　图 4-44　无瘢痕灸胃俞

配穴

若少寐多梦，加三阴交、神门，睡前用艾条温和灸，灸10～15分钟。（图4-45、图4-46）

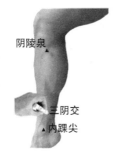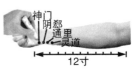

图 4-45　温和灸三阴交　　图 4-46　温和灸神门

2. 肾精不足证

【主症】眩晕日久不愈，精神萎靡，腰酸膝软，少寐多梦，健忘，两目干涩，视力减退，或遗精滑泄，耳鸣齿摇，或颧红咽干，五心烦热，舌红少苔，脉细数；或面色白，形寒肢冷，舌淡嫩，苔白，脉弱迟甚。

【取穴】百会、太溪、肾俞、志室、悬钟、三阴交。

灸法

以上腧穴均为滋补肝肾、养血填精、充养脑髓之常用穴，百会用雀啄灸，灸5分钟左右；太溪、悬钟、三阴交用艾条温和灸，灸10～15分钟；肾俞、志室用中艾炷无瘢痕灸，灸7～14壮；选2～3穴，每日1次，10次为1个疗程。（图4-47、图4-48、图4-49、图4-50、图4-51、图4-52）

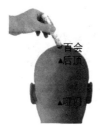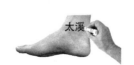

图 4-47　雀啄灸百会　　图 4-48　温和灸太溪

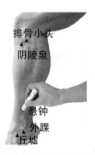
图 4-49 温和灸悬钟

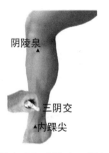
图 4-50 温和灸三阴交

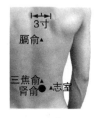
图 4-51 无瘢痕灸肾俞

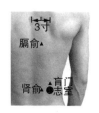
图 4-52 无瘢痕灸志室

配穴

少寐、多梦、健忘者，加百会、神门、三阴交安神，睡前用艾条温和灸神门、三阴交10～15分钟，百会用雀啄灸灸5分钟；两目干涩、视力减退者，取眼周腧穴1～2穴，用隔核桃壳镜架灸，每次灸20分钟左右，隔核桃壳镜架灸利用菊花、薄荷、石斛、密蒙花、谷精草、青葙子的药理作用和艾灸的熏灼作用，能够改善眼部的血液循环，提高视力。（图4-47、图4-53）

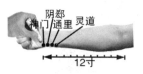
图 4-53 温和灸神门

低血压患者应该注意劳逸结合，避免体力和脑力的过度消耗；要适当锻炼，增强体质。

灸法适用于低血压的气血亏虚证及肾精不足证。另外，耳针、头皮针、腧穴注射、腧穴磁疗等其他针法对于低血压导致的眩晕也都有很好的治疗作用。瘀血阻窍这类虚实夹杂的病证较复杂，需中西医结合诊治。

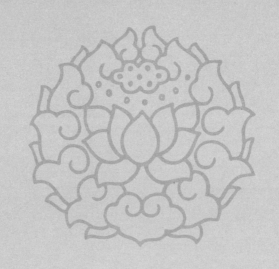

第五章

消化系统疾病艾灸疗法

慢性胃炎、消化性溃疡

一、概述

慢性胃炎是由幽门螺杆菌感染、饮食环境因素、自身免疫等各种病因引起的胃黏膜性炎症。慢性胃炎最常见的临床表现是上腹痛与饱胀，疼痛无明显节律性，通常进食后较重，空腹时较轻，此外，嗳气、反酸、恶心、早饱、上腹部不适或烧灼感亦较常见，部分患者可出现食欲不振、乏力、消瘦及头晕症状。慢性胃炎可分为浅表性、萎缩性和特殊类型三大类。

消化性溃疡主要指发生于胃和十二指肠的慢性溃疡，即胃溃疡和十二指肠溃疡，溃疡的形成与胃酸和胃蛋白酶的消化有关，溃疡的黏膜缺损超过黏膜肌层，慢性的、周期性的、节律性上腹疼痛是消化性溃疡的主要症状，呈饥饿样不适感、钝痛、胀痛、灼痛（烧心）或剧痛，胃溃疡疼痛部位在剑突下正中或偏左，十二指肠溃疡疼痛部位在上腹正中或偏右，常伴有上腹膨胀、嗳气、反酸等症状，可并发出血、穿孔、幽门梗阻和癌变。

慢性胃炎、消化性溃疡属于中医学的"胃痛"范畴。

二、证候表现及灸法治疗

胃痛临床可分为寒邪客胃、饮食伤胃、肝气犯胃、湿热中阻、瘀血停胃、胃阴不足、脾胃虚寒等证型。

胃痛患者应积极配合治疗，防止疾病进一步恶化。

1. 寒邪客胃证

【主症】胃痛暴作，恶寒喜暖，得温痛减，遇寒加重，口淡不渴，或喜热饮，舌淡苔薄白，脉弦紧。

【取穴】中脘、梁门、神阙。

灸法

　　寒邪客胃，起病较急，因其寒滞胃脘，阳气受阻，气机郁滞，导致胃痛暴作，故用温盒灸法，在中脘、梁门穴上方分别并列放置3~4段艾条，集中火力于胃脘部，以驱散寒邪；神阙穴一般需要灸治30分钟左右才能使寒邪散尽，小腹转暖，故用温灸架灸。1天治疗2次，中病即止。

配穴

　　如果平素脾胃阳气不足，易感寒邪，可用艾条温和灸，灸中脘、气海，隔日1次。（图5-1、图5-2）。

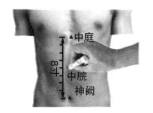

图5-1　温和灸中脘

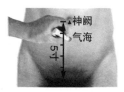

图5-2　温和灸气海

2. 饮食伤胃证

【主症】胃脘疼痛，胀满拒按，嗳腐吞酸，或呕吐不消化食物，其味腐臭，吐后痛减，不思饮食，大便不爽，得矢气及便后稍舒，舌苔厚腻，脉滑。

【取穴】梁门、天枢、大横。

灸法

　　取梁门，疏通局部经气，用艾条温和灸，灸10分钟左右；另取天枢、大横，通腑消滞，分别用艾条温和灸，灸10分钟左右。每日或隔日1次，10次为1疗程。（图5-3、图5-4、图5-5）。

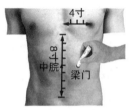
图5-3 温和灸梁门

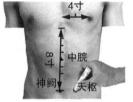
图5-4 温和灸天枢

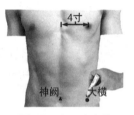
图5-5 温和灸大横

3. 肝气犯胃证

【主症】胃脘胀痛，痛连两胁，遇烦恼则痛作或痛甚，嗳气、矢气则痛舒，胸闷嗳气，喜长叹息，大便不畅，舌苔多薄白，脉弦。

【取穴】内关、期门、太冲。

灸法

肝气犯胃证属肝气郁结，横逆犯胃，致胃气受阻，肝胃不和重在泻肝，故取期门、太冲疏通气机，取内关理气止痛，用艾条温和灸，灸5~10分钟，每日或隔日1次，10次为1疗程。（图5-6、图5-7、图5-8）。

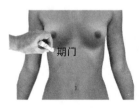
图5-6 温和灸期门

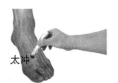
图5-7 温和灸太冲

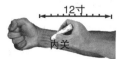
图5-8 温和灸内关

配穴

有嗳气、叹息者，加膻中降气，用艾条温和灸，灸10分钟。（图5-9）。

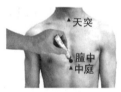
图5-9 温和灸膻中

【主症】胃痛隐隐，绵绵不休，喜温喜按，空腹痛甚，得食则缓，劳累或受凉后发作或加重，泛吐清水，神疲纳呆，四肢倦怠，手足不温，大便溏薄，舌淡苔白，脉虚弱或迟缓。

【取穴】脾俞、胃俞、气海、关元。

配穴

以上4穴有健脾、和胃、益气、温阳之功，按腧穴所在部位，分为背部、腹部2组，先取背部的脾俞、胃俞，用中艾炷无瘢痕灸，灸7壮，每天1次，连续做5次，再选腹部的气海、关元穴，用艾条温和灸，灸10～15分钟，每天1次，连续做5次，10次为1疗程。（图5-10、图5-11、图5-12、图5-13）。

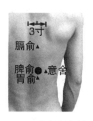

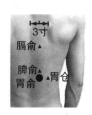

图5-10　无瘢痕灸脾俞　　图5-11　无瘢痕灸胃俞

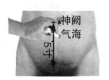

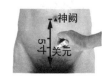

图5-12　温和灸气海　　图5-13　温和灸关元

配穴

如果手足不温、大便溏薄等脾肾阳虚症状明显，气海、关元改为中艾炷隔姜灸，灸7壮，每日1次，以加强温阳散寒的作用。如经1疗程治疗，阳气仍无来复，用隔附子饼灸，灸7壮，每日1次。

平时要按时服药；溃疡病出血、穿孔等重症时应及时送医急救；胃痛的发生、加重多与情志不遂、饮食不节有关，因此要注意精神和饮食的调摄，保持心态平和，少食多餐，以清淡易消化的食物为宜；劳逸结合，适当锻炼身体，增强胃肠蠕动和消化、吸收功能。

功能性消化不良、胃下垂

一、概述

功能性消化不良是指由胃和十二指肠功能紊乱引起的症状，经检查排除引起这些症状的器质性疾病的一组临床综合征，主要症状包括上腹痛、上腹灼热感、餐后饱胀和早饱的一种或多种，可同时存在上腹胀、嗳气、食欲不振、恶心、呕吐等。

胃下垂是指站立位时，胃位置下降，胃小弯最低点在髂嵴水平连线以下。轻度胃下垂多无症状，中度以上者常出现胃肠动力差、消化不良的症状，如腹胀、上腹部不适、腹痛、恶心、呕吐、便秘等，并伴有失眠、头痛、头昏、忧郁等神经精神症状。

功能性消化不良、胃下垂皆属于中医学"痞满"的范畴。

二、证候表现

痞满有饮食内停、痰湿中阻、湿热阻胃、肝胃不和等实证证型和中气不足、胃阴不足等虚证证型。

无论是功能性消化不良，还是胃下垂，患者都要主动配合治疗，灸法对脾胃气虚、中气下陷的胃下垂效果非常好。

1. 饮食内停证

【主症】脘腹痞满而胀，进食尤甚，拒按，嗳腐吞酸，恶食呕吐，或大便不调，矢气频作，味臭如败卵，舌苔厚腻，脉滑。

【取穴】中脘、梁门、天枢、大横。

灸法

胃脘痞满时重用中脘、梁门疏通局部经气而和胃消痞，大便不调时重用天枢、大横通腑导滞，用艾条温和灸，灸10～15分钟，有明显胃肠蠕动即止。每日1次，5次为1疗程。（图5-14、图5-15、图5-16、图5-17）。

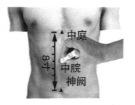

图5-14　温和灸中脘

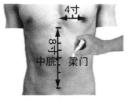

图5-15　温和灸梁门

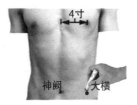

图5-17　温和灸大横

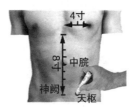

图5-16　温和灸天枢

配穴

出现嗳腐吞酸、恶心呕吐时，加内关，用艾条温和灸15分钟。

2. 肝胃不和证

【主症】脘腹痞满，胸胁胀满，心烦易怒，善太息，呕恶嗳气，或吐苦水，大便不爽，舌质淡红，苔薄白，脉弦。

【取穴】中脘、内关、太冲、阳陵泉。

脘腹痞满等脾虚症状明显时用中脘、内关；胁痛易怒、心烦口苦明显时重在泻肝，选太冲、阳陵泉；肝胃不和证非阳气虚衰或阴寒内盛之证，艾条温和灸时间不宜过长，10分钟左右即可，隔日1次，10次为1疗程。（图5-18、图5-19、图5-20、图5-21）。

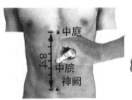

图 5-18　温和灸中脘

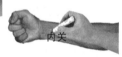

图 5-19　温和灸内关

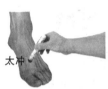

图 5-20　温和灸太冲

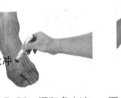

图 5-21　温和灸阳陵泉

3. 中气不足证

【主症】脘腹痞满，时轻时重，喜温喜按，纳呆便溏，神疲乏力，少气懒言，语声低微，甚或脏器下垂，舌质淡，苔薄白，脉细弱。

【取穴】百会、脾俞、气海、胃俞、足三里。

灸法

中气不足，脾虚气陷，升举无力，应选有益气升阳举陷的腧穴，取2~3穴，百会用雀啄灸，5分钟左右，脾俞、气海、胃俞、足三里均可选用艾条温和灸，距离不宜太近，火力不宜太猛，时间可延长至20~25分钟，每日或隔日1次，10次为1疗程。（图5-22、图5-23、图5-24、图5-25、图5-26）。

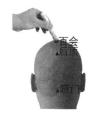

图 5-22　雀啄灸百会

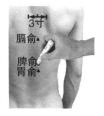

图 5-23　温和灸脾俞

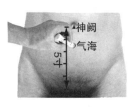

图 5-24　温和灸气海

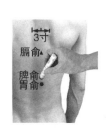

图 5-25　温和灸胃俞

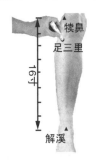

图 5-26　温和灸足三里

 配穴

　　胃下垂者，灸胃俞、京门；子宫下垂者，加子宫、维道，用艾条温和灸20分钟左右。（图5-27、图5-28、图5-29、图5-30）。

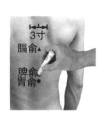

图 5-27　温和灸胃俞

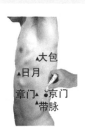

图 5-28　温和灸京门

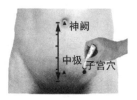

图 5-29　温和灸子宫

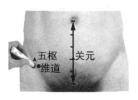

图 5-30　温和灸维道

小贴士

功能性消化不良、胃下垂患者应节制饮食，勿暴饮暴食，同时饮食宜清淡，忌肥甘厚味、辛辣醇酒以及生冷之品；注意精神调摄，保持乐观开朗的心情；注意腹部的保暖，适当增加体育锻炼，增强体质。

呕吐

一、概述

呕吐是指胃或部分小肠内容物反流，经食管从口腔排出体外的一种复杂的反射动作。其过程可分为恶心、干呕与呕吐三个阶段。呕吐按发病机制可归纳为反射性呕吐、中枢性呕吐、神经性呕吐。反射性呕吐可见于咽部受到刺激、胃十二指肠疾病、肝胆胰疾病、腹膜及肠系膜疾病等；中枢性呕吐可见于颅内感染、各种脑炎、脑膜炎、脑血管疾病、颅脑损伤、癫痫等；神经性呕吐可见于胃肠神经官能症、神经性厌食。

"呕吐"，中西医同名。

二、证候表现及灸法治疗

呕吐有外邪犯胃、食滞内停、肝气犯胃、脾胃阳气虚损、胃阴不足等证型。

1. 外邪犯胃证

【主症】突然呕吐，胸脘满闷，发热恶寒，头身疼痛，舌苔白腻，脉濡缓。

【取穴】中脘、胃俞、内关、大椎。

中脘、胃俞同用，属俞募配穴，用中艾炷无瘢痕灸，灸5~7壮；内关用艾条温和灸，灸10分钟左右；大椎先用艾条温和灸3~5分钟，再用刺络拔罐法。每日1次，6次为1疗程。（图5-31、图5-32、图5-33、图5-34）。

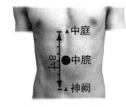

图5-31　无瘢痕灸中脘

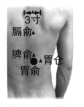

图5-32　无瘢痕灸胃俞

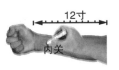

图5-33　温和灸内关

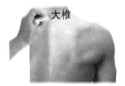

图5-34　温和灸大椎

配穴

若寒邪客胃，呕吐清水痰涎，加上脘、公孙，上脘用中艾炷无瘢痕灸，灸7壮，公孙用艾条温和灸10分钟左右；若感受热邪，食入即吐，呕吐物酸苦热臭，加商阳、内庭，用小艾炷无瘢痕灸，灸7壮，取泻法。（图5-35、图5-36、图5-37、图5-38）。

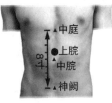

图5-35　无瘢痕灸上脘

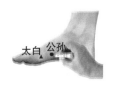

图5-36　温和灸公孙

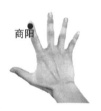
商阳

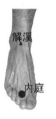
解溪
内庭

图 5-37　无瘢痕灸商阳　　图 5-38　无瘢痕灸内庭

2. 食滞内停证

【主症】呕吐酸腐，脘腹胀满，嗳气厌食，大便或溏或结，舌苔厚腻，脉滑实。

【取穴】上脘、中脘、内关、天枢。

灸法

上脘、中脘、天枢用中艾炷无瘢痕灸，灸5～7壮；内关用艾炷温和灸，灸5～10分钟。每日1次，10次为1疗程。（图5-39、图5-40、图5-41、图5-42）。

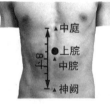

图 5-39　无瘢痕灸上脘

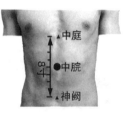

图 5-40　无瘢痕灸中脘

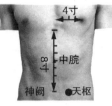

图 5-41　无瘢痕灸天枢

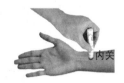

图 5-42　温和灸内关

配穴

若大便秘结，或泻下臭如败卵，可加强通腑力度，加大横、上巨虚、下巨虚。大横用中艾炷无瘢痕灸，灸7壮；上巨虚、下巨虚用艾条温和灸，5～10分钟。（图5-43、图5-44、图5-45）。

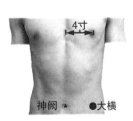
图 5-43 无瘢痕灸大横

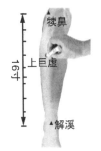
图 5-44 温和灸上巨虚

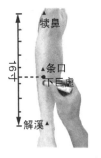
图 5-45 温和灸下巨虚

3. 肝气犯胃证

【主症】呕吐吞酸，嗳气频繁，胸胁胀痛，舌质红，苔薄腻，脉弦。

【取穴】内关、期门、太冲、阳陵泉。

灸法

内关功擅理气降逆，为止呕要穴，选期门、太冲、阳陵泉，意在疏泄肝胆之气。内关、太冲、阳陵泉均可用艾条温和灸10分钟左右；期门用中艾炷无瘢痕灸。每日或隔1次，10次为1疗程。（图5-46、图5-47、图5-48、图5-49）。

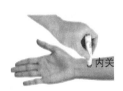
图 5-46 温和灸内关

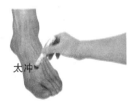
图 5-47 温和灸太冲

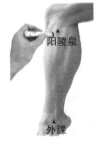
图 5-48 温和灸阳陵泉

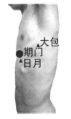
图 5-49 无瘢痕灸期门

【主症】食欲不振，食入难化，恶心呕吐，脘部痞闷，面色白，倦怠乏力，喜暖恶寒，四肢不温，口干而不欲饮，大便溏薄，舌质淡，苔白滑，脉濡弱。

【取穴】内关、建里、足三里、关元。

灸法

足三里是胃之下合穴，"合治内腑"，足三里既可以通调腑气，又有益气健脾和胃之功，脾胃阳气虚损日久，本应用瘢痕灸，苦于灸疮不好呵护，改用艾条温和灸，灸15~20分钟；内关灸法同足三里；建里、关元用中艾炷无瘢痕灸，根据脾胃阳气虚损程度，灸15~25分钟，症状明显者，每日1次，病情平稳后，隔日1次，10次为1疗程。（图5-50、图5-51、图5-52、图5-53）。

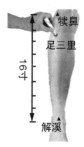

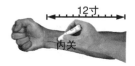

图 5-50　温和灸足三里　　图 5-51　温和灸内关

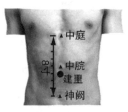

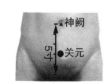

图 5-52　无瘢痕灸建里　　图 5-53　无瘢痕灸关元

患者应该起居有常，生活有节，避免风寒暑湿秽浊之邪的侵入。保持心情舒畅，避免精神刺激。饮食方面也应注意调理，忌肥甘厚腻、辛辣香燥、醇酒等食物。对呕吐不止的患者，应该卧床休息，密切观察病情变化，防止患者呕吐出大量物质，导致电介质或酸碱失衡。

膈肌痉挛

一、概述

膈肌痉挛是多种原因诱发的膈肌的不随意的持续性、阵发性和规律性收缩。中枢神经、膈神经、膈，任何一个部位受到一定程度的刺激后均可引起膈肌痉挛，导致膈肌痉挛的原因很多，如进食过快、进食刺激性食物、吸入冷空气等。轻者间断打嗝，重者可连续呃逆或呕逆，腹胀，腹痛，甚至小便失禁。

膈肌痉挛属于中医学的"呃逆"范畴。

二、证候表现及灸法治疗

呃逆有胃中寒冷、胃火上逆、气机郁滞、脾胃阳虚、胃阴不足等证型。

1. 胃中寒冷证

【主症】呃声沉缓有力，胸膈及胃脘不舒，得热则减，遇寒更甚，进食减少，喜食热饮，口淡不渴，舌苔白润，脉迟缓。

【取穴】膈俞、中脘、上脘。

灸法

对于过食生冷寒凉，或骤然遭遇冷空气导致的寒聚中焦，非温盒灸不可，用大号温盒灸，多放些艾条，良久熏熨，直至呃逆平复，也可选中脘、上脘，用温灸架灸法，灸至症状缓解。次日，灸量减中，巩固治疗1次。

2. 气机郁滞证

【主症】呃逆连声，常因情志不畅而诱发或加重，胸胁满闷，脘腹胀满，嗳气纳减，肠鸣矢气，苔薄白，脉弦。

【取穴】膻中、内关、太冲。

灸法

对于气机郁滞型呃逆，重用能够疏通气机、降气利气的腧穴。膻中用中艾炷无瘢痕灸，灸5~7壮；内关、太冲用艾炷温和灸，灸5~10分钟。每日或隔日1次，10次为1疗程。（图5-54、图5-55、图5-56）。

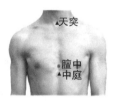 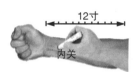 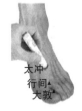

图 5-54　无瘢痕灸膻中　　图 5-55　温和灸内关　　图 5-56　温和灸太冲

3. 脾胃阳虚证

【主症】呃声低长无力，气不得续，泛吐清水，脘腹不舒，喜温喜按，面色白，手足不温，食少乏力，大便溏薄，舌质淡，苔薄白，脉细弱。

【取穴】膈俞、脾俞、胃俞、关元。

灸法

膈俞用温盒灸法，灸20分钟左右；脾俞、胃俞、关元用大艾炷隔姜灸，灸7壮，每日1次，10次为1疗程。（图5-57、图5-58）。

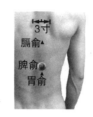

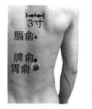

图 5-57　隔姜灸脾俞　　图 5-58　隔姜灸胃俞

配穴

平素食少乏力者，加足三里，用艾条温和灸，灸10～15分钟；手足不温者，加腰阳关，用中艾炷或大艾炷灸，灸7壮。（图5-59、图5-60）。

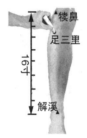

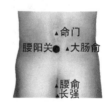

图 5-59　温和灸足三里　　图 5-60　艾炷灸腰阳关

小贴士

患者应保持精神舒畅，避免暴怒、过喜等不良情志刺激；注意寒温适宜，避免外邪侵袭；饮食宜清淡，忌生冷、辛辣、肥腻之品，避免饥饱无常，发作时应进食易消化食物；应积极治疗引起呃逆的原发病；急重症病人出现呃逆，可能是胃气衰败、病情转重之象，应加以注意。

临床多见实寒、虚寒和气滞型呃逆，一般首选灸法。个别患者，中医辨证属实热、虚热型呃逆，可用毫针刺法、三棱针、皮肤针、耳针等方法。

肠易激综合征

一、概述

肠易激综合征是一种以腹痛或腹部不适伴排便习惯改变为特征的功能性肠病，经检查排除可引起这些症状的器质性疾病。该病起病隐匿，症状反复发作或慢性迁延，主要表现为腹痛、腹泻或便秘，伴有腹胀等消化不良症状，以及失眠、焦虑、抑郁、头昏、头痛等精神症状。

肠易激综合征属于中医学的"泄泻""腹痛"的范畴。

二、证候表现及灸法治疗

肠易激综合征临床常见肝脾不和、脾胃虚弱、肾阳虚衰等证型。

1. 肝脾不和证

【主症】腹痛胀闷，痛无定处，痛窜两胁，泄泻肠鸣，时作时止，得嗳气或矢气则舒，遇忧思恼怒则剧，舌淡红，脉弦。

【治则】疏肝理气，健脾益气。

【取穴】太冲、行间、肝俞。

灸法　　生活节奏快、压力大，人的精神紧张，情志不遂，往往导致肝气郁结，横逆犯脾，出现肝脾不和的泄泻、腹痛。治疗时重在疏通气机，取肝经原穴、荥穴，用艾条温和灸，灸5～10分钟；也可选肝之俞穴肝俞，用中艾炷无瘢痕灸，灸5～7壮。隔日1次，10次为1疗程。（图5-61、图5-62、图5-63）。

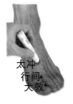
图5-61 温和灸太冲

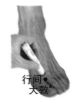
图5-62 温和灸行间

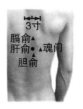
图5-63 无瘢痕灸肝俞

配穴

　　两胁胀痛明显者，加期门、章门，用中艾炷无瘢痕灸，灸5～7壮，或艾条温和灸，灸5～10分钟。（图5-64、图5-65、图5-66、图5-67）。

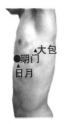
图5-64 无瘢痕灸期门

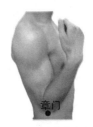
图5-65 无瘢痕灸章门

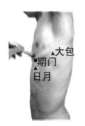
图5-66 温和灸期门

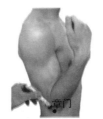
图5-67 温和灸章门

2. 脾胃虚弱证

【主症】 腹痛绵绵，时作时止，喜温喜按，大便时溏时泻，迁延反复，食少，食后脘闷不舒，面色萎黄，神疲倦怠，舌质淡，苔白，脉细弱。

【取穴】 脾俞、足三里、气海、阴陵泉。

灸法

　　脾俞、气海用中艾炷瘢痕灸或隔姜灸，灸7壮；阴陵泉用艾条温和灸，灸10～15分钟；因肠易激综合征的泄泻，腹痛症状呈急性迁延并反复发作，故足三里用大艾炷瘢痕灸，注意保护好灸疮。（图5-68、图5-69、图5-70、图5-71）。

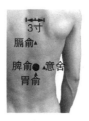

图 5-68　瘢痕灸或隔姜灸脾俞

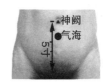

图 5-69　瘢痕灸或隔姜灸气海

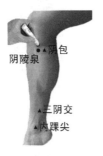

图 5-70　温和灸阴陵泉

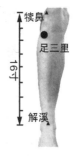

图 5-71　瘢痕灸足三里

配穴

　　如果出现久泄脱肛，加百会、用艾条雀啄灸，灸5分钟，注意避免烧焦头发和损伤毛囊。（图5-72）。

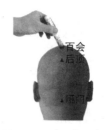

图 5-72　雀啄灸百会

3. 肾阳虚衰证

【主症】黎明前脐腹作痛，肠鸣即泻，完谷不化，腹部喜暖，泻后则安，形寒肢冷，腰膝酸软，舌淡苔白，脉沉细。

【取穴】肾俞、命门、关元、气海、神阙。

灸法

以上5穴，按部位分2组，肾俞、命门为第一组，关元、气海、神阙为第二组，根据阳气虚损程度，选择大艾炷无瘢痕灸，灸7~14壮，或隔附子饼灸，灸7~14壮，第一组穴位连灸5次后，改用第二组穴位，连灸5次，10次为1疗程，疗程间隔3天。（图5-73、图5-74、图5-75、图5-76、图5-77）。

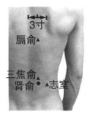
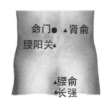

图5-73 无瘢痕灸肾俞　　图5-74 无瘢痕灸命门

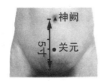
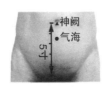
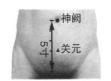

图5-75 无瘢痕灸关元　　图5-76 无瘢痕灸气海　　图5-77 无瘢痕灸神阙

患者应该起居有常，精神紧张、压力大等情绪因素与该病的发生密切相关，患者应该加强精神调摄，适当放松；同时，应该饮食有节，进食易消化、富含营养、清淡的饮食为佳，忌暴饮暴食及食生冷、不洁之物。

灸法有益气升阳、健脾温肾、驱逐寒邪、温经通络和保健的优势，肠易激综合征属慢性功能性疾病，多表现为脾肾的气虚、阳虚，该病首选灸法治疗，临床观察证实灸足三里、气海、脾俞、肾俞、命门、神阙、天枢、太冲等穴能收到满意疗效。另外，毫针、温针灸、拔罐、穴位注射、穴位照射、耳针等方法对肠易激综合征也有非常好的效果。

小贴士

细菌性痢疾

一、概述

细菌性痢疾是由志贺菌属引起的肠道传染病。菌痢主要表现为腹痛、腹泻排黏液脓血便以及里急后重等，可伴有发热及全身毒血症状，严重者可出现感染性休克和（或）中毒性脑病。一般为急性，少数迁延成慢性。

本病属于中医学的痢疾范畴。

二、证候表现

痢疾可分为湿热痢、疫毒痢、寒湿痢、阴虚痢、虚寒痢、休息痢等证型。

1. 湿热痢

【主症】腹部疼痛，里急后重，痢下赤白脓血，黏稠，腥臭，肛门灼热，小便短赤，舌苔黄腻，脉滑数。

【取穴】上巨虚、曲池、内庭、阴陵泉。

灸法

　　湿热蕴结肠道的湿热痢，首选大肠经的合穴和下合穴，取曲池、上巨虚之通腑涤邪，取内庭、阴陵泉的清热利湿。湿热痢属湿热证，故选穴要精，选1~2穴，灸治时间宜短，艾条温和灸，灸5分钟左右即可。每日1次，6次为1疗程。（图5-78、图5-79、图5-80、图5-81）。

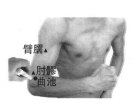

图5-78　温和灸曲池

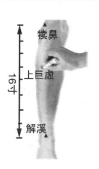

图5-79　温和灸上巨虚

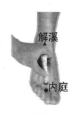

图5-80　温和灸内庭

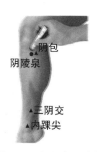

图5-81　温和灸阴陵泉

【主症】起病急骤，痢下鲜紫脓血，腹痛剧烈，后重感明显，壮热口渴，头痛烦躁，恶心呕吐，甚者神昏惊厥，舌质红绛，舌苔黄燥，脉滑数或脉微欲绝。

【取穴】大椎、十宣、合谷、上巨虚。

灸法

疫毒痢起病急骤，来势凶猛，除肠道症状外，见有高热、神昏、抽搐等，须采用放血疗法，给热毒邪气出路。在放血之前，用艾条温和灸，灸3~5分钟，待局部皮肤有红晕，气血运行通畅后放血效果更好。每日1次，6次为1疗程。如果不效，确属中毒性痢疾，须中西医结合处理。（图5-82、图5-83、图5-84、图5-85）。

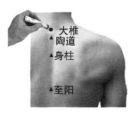

图5-82　温和灸大椎

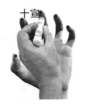

图5-83　温和灸十宣

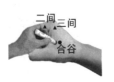

图5-84　温和灸合谷

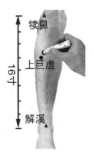

图5-85　温和灸上巨虚

3. 寒湿痢

【主症】腹痛拘急，痢下赤白黏冻，白多赤少，或为纯白冻，里
急后重，口淡乏味，脘胀腹满，头身困重，舌质或淡，
舌苔白腻，脉濡缓。

【取穴】中脘、阴陵泉、天枢。

灸法

　　中脘有温中健脾的作用，用中艾炷无瘢痕灸，灸
5~7壮，或中艾炷隔姜灸，灸5~7壮，意在鼓舞阳
气、祛寒湿之邪外出；取天枢、阴陵泉，意在通腑除
湿，天枢用中艾炷无瘢痕灸，灸5~7壮，阴陵泉用艾
条温和灸，灸5分钟左右。每日1次，10次为1疗程。
（图5-86、图5-87、图5-88）。

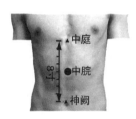

图 5-86　无瘢痕灸中脘

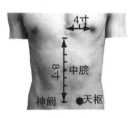

图 5-87　无瘢痕灸天枢

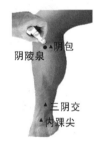

图 5-88　温和灸阴陵泉

4. 阴虚痢

【主症】痢下赤白，日久不愈，脓血黏稠，或下鲜血，脐下灼痛，
虚坐努责，食少，心烦口干，至夜转剧，舌红绛少津，苔
少或花剥，脉细数。

【取穴】阴陵泉、三阴交、内庭。

灸法

　　阴虚证用灸法，选穴不宜过多，时间不宜过长，取1～2穴，用艾条温和灸，灸5分钟左右。隔日1次，10次为1疗程。（图5-89、图5-90、图5-91）。

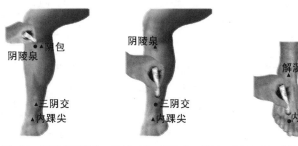

图 5-89　温和灸阴陵泉　图 5-90　温和灸三阴交　图 5-91　温和灸内庭

5. 虚寒痢

【主症】痢下赤白清稀，无腥臭，或为白冻，甚则滑脱不禁，肛门坠胀，便后更甚，腹部隐痛，缠绵不已，喜按喜温，形寒肢冷，四肢不温，食少神疲，腰膝酸软，舌淡苔薄白，脉沉细而弱。

【取穴】关元、气海、大肠俞。

灸法

　　虚寒痢为脾肾阳虚，治疗时应重在健脾温肾。关元、气海用中艾炷隔姜灸，灸7壮；大肠俞用中艾炷无瘢痕灸，灸7壮。每日1次，10次为1疗程。（图5-92、图5-93、图5-94）。

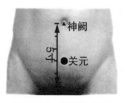

图 5-92　隔姜灸关元

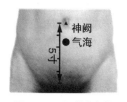

图 5-93　隔姜灸气海

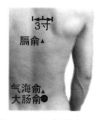

图 5-94　隔姜灸大肠俞

配穴

伴有脱肛，加百会、足三里。百会用艾条雀啄灸，灸5分钟，注意不要烫伤毛发和毛囊；足三里用艾条温和灸，灸10~15分钟。（图5-95、图5-96）。

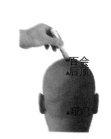

图 5-95　雀啄灸百会

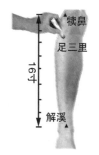

图 5-96　温和灸足三里

6. 休息痢

【主症】下痢时发时止，迁延不愈，常因饮食不当、受凉、劳累而发，发时大便次数增多，夹有赤白黏冻，腹胀食少，倦怠嗜卧，舌质淡苔腻，脉濡软或虚数。

【取穴】脾俞、胃俞、足三里、三焦俞、肾俞。

灸法

痢疾时发时止，迁延不愈，正气受损，故选脾俞、胃俞、足三里、肾俞，健脾益气，温中止痢。脾俞、胃俞、三焦俞、肾俞用温灸盒灸，灸10分钟左右；足三里用艾条温和灸，灸10~15分钟。每日1次，10次为1疗程。（图5-96）。

痢疾患者，须适当禁食，待病情稳定后，仍以清淡饮食为宜，忌食油腻荤腥之品。对于具有传染性的细菌性痢疾，应采取积极有效地预防措施，以控制痢疾的传播和流行。在流行季节，可适当选用生蒜瓣。

疫毒痢出现高热、神昏、惊厥，有可能是西医学的中毒性脑病，需中西结合，紧急处理。湿热痢、阴虚痢可选毫针、刺络拔罐、三棱针、皮肤针、穴位注射、耳针等方法治疗。

便秘

一、概述

便秘是指大便次数减少，一般每周少于3次，伴排便困难、粪便干结。便秘可分为功能性便秘和器质性便秘。功能性便秘可由进食量少、食物缺乏纤维素、结肠运动功能障碍等多种原因引起；器质性便秘可见于结肠良性或恶性肿瘤、肠梗阻、肠粘连、腹腔或盆腔内肿瘤压迫、全身性疾病等。

"便秘"，中医学也称之为"便秘"。

二、证候表现

便秘临床分为实秘和虚秘。实秘有热秘、气秘、冷秘等证型；虚秘有气虚秘、血虚秘、阴虚秘、阳虚秘等证型。

1. 热秘

【主症】大便干结，腹胀腹痛，口干口臭，面红心烦，或有身热，小便短赤，舌红，苔黄燥，脉滑数。

【取穴】天枢、曲池、合谷、内庭。

灸法

　　热秘为阳明腑实，故取手、足阳明经穴。天枢能通肠腑，顺气导滞，为治疗便秘首选穴，用中艾炷瘢痕灸，灸2～3壮；曲池、合谷、内庭用艾条温和灸，因热秘为燥热津伤，故灸治时间不宜过长，3分钟即可。也可用温针灸，留针20分钟，留针期间，捏一小撮艾绒在针柄上。隔日1次，10次为1疗程。（图5-97、图5-98、图5-99、图5-100）。

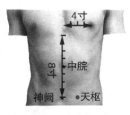

图5-97　瘢痕灸天枢

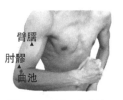

图5-98　温和灸曲池

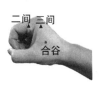

图5-99　温和灸合谷

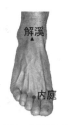

图5-100　温和灸内庭

2. 气秘

【主症】大便干结，或不甚干结，欲便不得出，或便而不爽，肠鸣矢气，腹中胀痛，嗳气频作，纳食减少，胸胁痞满，舌苔薄腻，脉弦。

【取穴】支沟、行间、太冲、中脘。

灸法

中医认为气秘是肝、脾气机不畅导致的腑气不通，故选支沟、行间、太冲，通畅气机，用温针灸，留针20分钟，留针期间捏一撮艾绒在针柄上；中脘用艾炷无瘢痕灸，灸3~5壮。隔日1次，10次为1疗程。（图5-101、图5-102、图5-103、图5-104）。

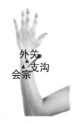

图5-101　温针灸支沟

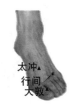

图5-102　温针灸行间

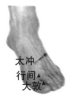

图5-103　温针灸太冲

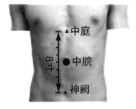

图5-104　无瘢痕灸中脘

3. 冷秘

【**主症**】大便艰涩，腹痛拘急，胀满拒按，胁下偏痛，手足不温，呃逆呕吐，舌苔白腻，脉弦紧。

【**取穴**】上巨虚、神阙、关元、气海。

灸法

阴寒之邪凝滞肠胃，故选神阙、关元、气海，意在鼓舞阳气，驱逐寒邪，用中艾炷或大艾炷隔姜灸，灸7壮；上巨虚用艾条温和灸，灸10~15分钟。每日1次，10次为1疗程。（图5-105、图5-106、图5-107、图5-108）。

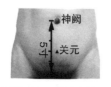

图 5-105 隔姜灸神阙

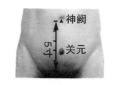

图 5-106 隔姜灸关元

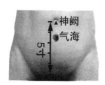

图 5-107 隔姜灸气海

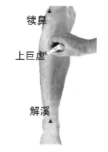

图 5-108 温和灸上巨虚

4. 气虚秘

【主症】大便并不干硬，虽有便意，但排便困难，用力努挣则汗出短气，便后乏力，面白神疲，肢倦懒言，舌淡苔白，脉弱。

【取穴】大肠俞、天枢、脾俞、气海。

灸法

　　按部位，将以上4穴分为2组，背部的脾俞、大肠俞为第一组，腹部的天枢、气海为第二组，第一组腧穴用中艾炷无瘢痕灸，灸7壮，连灸5次，换第二组腧穴，用中艾炷隔姜灸，连灸5次，10次为1疗程。（图5-109、图5-110、图5-111、图5-112）。

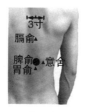

图 5-109 无瘢痕灸脾俞

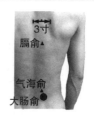

图 5-110 无瘢痕灸大肠俞

图 5-111　隔姜灸天枢　　　　　图 5-112　隔姜灸气海

5. 阳虚秘

【主症】大便干或不干，排出困难，小便清长，面色白，四肢不温，腹中冷痛，或腰膝酸冷；舌淡苔白，脉沉迟。

【取穴】关元、神阙、大肠俞、天枢。

灸法

　　阳气不足、阴寒内结导致的腑气不通，重在温阳。关元用大艾炷隔附子饼灸，灸7~14壮；神阙用温盒灸法，灸15分钟。大肠俞、天枢用中艾炷瘢痕灸，灸7~14壮，每日1次，10次为1疗程。（图5-113、图5-114）。

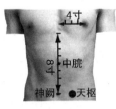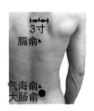

图 5-113　瘢痕灸天枢　　　图 5-114　瘢痕灸大肠俞

小贴士　　患者注意饮食调理，合理膳食，以清淡为主，多吃粗纤维的食物及香蕉、西瓜等水果，勿过食辛辣厚味或饮酒无度；患者应每早按时如厕，养成定时大便的习惯；保持心情舒畅，加强身体锻炼。患者平时可以自我按摩，双手重叠，以适当压力，自右下腹回盲部开始，沿升结肠、横结肠、降结肠、乙状结肠走向，顺时针按摩腹部60圈，每日2～3次。

阴血不足的血虚秘、阴虚秘，以及燥热伤津的热秘，临证均不首选灸法，可取三阴交、太溪、照海、血海等穴，用毫针泻法，耳针、穴位注射法对血虚秘、阴虚秘也可收到良好治疗效果。

病毒性肝炎

一、概述

病毒性肝炎是由多种肝炎病毒引起的以肝脏损害为主的一组全身性传染病。目前按病原学明确分类的有甲型、乙型、丙型、丁型、戊型五型。各型病毒型肝炎临床表现相近，以疲乏、食欲减退、恶心、肝区痛、厌油、肝功能异常为主，部分病例可出现黄疸。

病毒性肝炎属中医学的"胁痛"的范畴。

二、证候表现

胁痛临床分为肝郁气滞、肝胆湿热、瘀血阻络、肝络失养等证型。

1. 肝郁气滞证

【主症】胁肋胀痛，走窜不定，甚则引及胸背肩臂，疼痛每因情志变化而增减，胸闷腹胀，嗳气频作，得嗳气而胀痛稍舒，纳少口苦，舌苔薄白，脉弦。

【取穴】太冲、行间、中脘、内关。

灸法

　　情志不遂，气机郁滞，取太冲、行间疏理肝气，取中脘、内关调理中焦。太冲、行间用艾条温和灸，灸5分钟左右；中脘、内关用艾条温和灸，灸5～10分钟。胸胁胀痛等肝郁症状明显者，先灸太冲、行间，每日1次，连灸5次，再灸中脘、内关，每日1次，连灸5次；腹胀纳少等肝气横逆犯脾症状明显者，先灸中脘、内关，每日1次，连灸5次，再灸太冲、行间，每日1次，连灸5次。10次为1疗程。（图5-115、图5-116、图5-117、图5-118）。

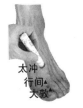

图5-115　温和灸太冲

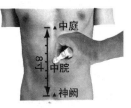

图5-116　温和灸中脘

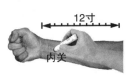

图5-117　温和灸内关

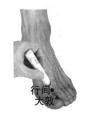

图5-118　温和灸行间

2. 肝胆湿热证

【主症】胁肋胀痛或灼热疼痛，口苦口黏，胸闷纳呆，恶心呕吐，小便黄赤，大便不爽，或兼有身热恶寒，身目发黄，舌红苔黄腻，脉弦滑数。

【取穴】阴陵泉、阳陵泉。

灸法

　　阴陵泉为健脾除湿、利胆退黄之首选穴，阳陵泉、侠溪分别为胆经之合穴、荥穴，有清肝利胆、活络止痛作用，选2~3穴，用艾条温和灸，灸5分钟左右。隔日1次，10次为1疗程。（图5-119、图5-120）。

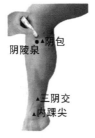
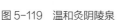
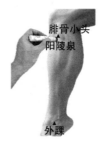

图5-119　温和灸阴陵泉　　　　图5-120　温和灸阳陵泉

3. 瘀血阻络证

【主症】胁肋刺痛，痛有定处，痛处拒按，入夜痛甚，胁肋下或见有癥块，舌质紫暗，脉象沉涩。

【取穴】膈俞、太冲、期门、日月。

灸法

　　太冲为肝之原穴，长于疏肝理气；膈俞为血会，有活血化瘀的作用；取期门、日月，意在疏通局部经气。膈俞、期门、日月用中艾炷无瘢痕灸，灸3壮；太冲用温针灸，留针15~20分钟，留针期间，捏一小撮艾绒在针柄上。隔日1次，10次为1疗程。（图5-121、图5-122、图5-123、图5-124）。

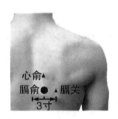

图 5-121　无瘢痕灸膈俞

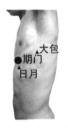

图 5-122　无瘢痕灸期门

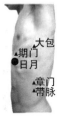

图 5-123　无瘢痕灸日月

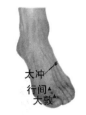

图 5-124　温针灸太冲

4. 肝络失养证

【主症】胁肋隐痛，遇劳加重，口干咽燥，心中烦热，头晕目眩，舌红少苔，脉细弦而数。

【取穴】肝俞、肾俞、三阴交、血海。

灸法

胁痛迁延，肝肾精血耗伤，肝络失养，宜补益肝肾。按部位将以上4穴分为2组，位于背部的肝俞、肾俞为第1组，位于四肢的三阴交、血海为第2组，第1组腧穴用中艾炷无瘢痕灸，灸7壮，每日1次，连灸5次，改用第2组腧穴，用艾条温和灸，灸5~10分钟，每日1次，连灸5次，10次为1疗程。（图5-125、图5-126、图5-127、图5-128）。

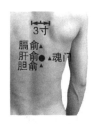

图 5-125 无瘢痕灸肝俞

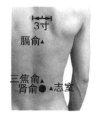

图 5-126 无瘢痕灸肾俞

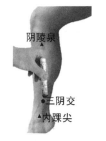

图 5-127 温和灸三阴交

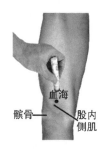

图 5-128 温和灸血海

> **小贴士**
>
> 　　对有传染病的患者，应实行隔离，防治传染他人；慢性肝炎患者须遵医嘱按时服药；患者应该注意饮食，讲究卫生，避免不洁食物，注意饮食控制，勿过食辛热甘肥食物，应戒酒类饮料。
>
> 　　病毒性肝炎急性期，用中药清热利湿退黄，临床收到较好效果，慢性迁延日久，正气耗损，病情复杂，病证虚实夹杂，需辨证治疗，合理选择针、灸、罐和其他非药物治疗法。

胆囊炎

一、概述

　　胆囊炎分为急性胆囊炎和慢性胆囊炎。急性胆囊炎是由于胆囊管梗阻、化学刺激、细菌感染等因素引起的急性胆囊炎病变，其临床症状可有发热、右上腹疼痛和压痛、恶心、呕吐、轻度黄疸和外周血白细胞计数增高等表现；慢性胆囊炎是胆囊的慢性炎症性病变，可由结石、慢性感染、化学刺激及急性胆囊炎反复迁延发作所致，临床上表现为慢性反复发作性上腹部隐痛、消化不良等症状。

本病属于中医学的"黄疸""胁痛"等范畴。

二、证候表现

黄疸分为阳黄、阴黄两大类。

1. 阳黄

【主症】黄色鲜明如橘色，起病急，病程短，常伴身热、口干口苦，小便短赤，大便秘结，舌苔黄腻，脉弦数。

【取穴】胆俞、阳陵泉、阴陵泉、太冲、内庭、至阳。

灸法

　　阳黄是湿热邪气所为，因此首选具有疏泄肝胆湿热、清热利湿退黄作用的腧穴，取2~3穴。背部俞穴用小艾炷无瘢痕灸，灸3~5壮，施以泻法，灸毕不按穴；四肢腧穴用艾条温和灸，灸5分钟左右。隔日1次，10次为1疗程。（图5-129、图5-130、图5-131、图5-132、图5-133、图5-134）。

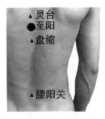

图5-129　无瘢痕灸至阳

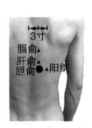

图5-130　无瘢痕灸胆俞

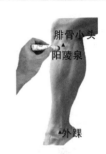

图5-131　温和灸阳陵泉

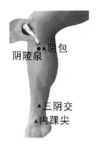
图 5-132　温和灸阴陵泉

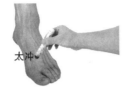
图 5-133　温和灸太冲

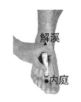
图 5-134　温和灸内庭

配穴

身热、口干、尿黄，加大椎，先用艾炷温和灸，灸3分钟，移开艾条，用刺络拔罐法；大便秘结，加天枢，用中艾炷无瘢痕灸，灸3壮，用泻法。（图5-135、图5-136）。

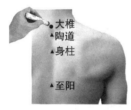
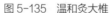
图 5-135　温和灸大椎

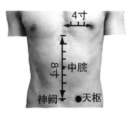
图 5-136　无瘢痕灸天枢

2. 阴黄

【主症】黄色晦暗如烟熏，病程长，病势缓，纳少，脘腹胀闷，口淡不渴，乏力神疲，畏寒便溏，舌淡白，苔白腻，脉沉迟或濡缓。

【取穴】胆俞、脾俞、中脘、阴陵泉、足三里、三阴交。

灸法

阴黄为寒湿伤人，或脾胃素虚，脾湿运化，胆汁为湿邪所阻。治疗重在健脾除湿，取2～3穴，胸背部腧穴用中艾炷无瘢痕灸，灸7壮，四肢腧穴，用艾炷温和灸，灸5～10分钟。隔日1次，10次为1疗程。（图5-137、图5-138、图5-139、图5-140、图5-141、图5-142）。

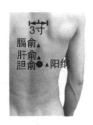
图 5-137　无瘢痕灸胆俞

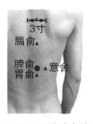
图 5-138　无瘢痕灸脾俞

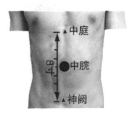
图 5-139　无瘢痕灸中脘

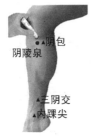
图 5-140　温和灸阴陵泉

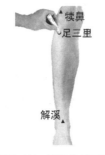
图 5-141　温和灸足三里

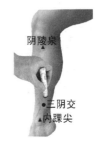
图 5-142　温和灸三阴交

配穴

　　纳少脘闷，加中脘，用中艾炷无瘢痕灸，灸7壮；便溏，加天枢，亦可用中艾炷无瘢痕灸，灸7壮；畏寒，加关元或命门，用中艾炷或大艾炷无瘢痕灸，灸7壮，寒甚者改用隔附子饼灸，灸7壮。（图5-143、图5-144、图5-145）。

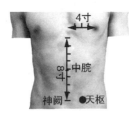
图 5-143　无瘢痕灸天枢

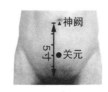
图 5-144　无瘢痕灸关元

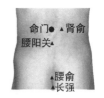
图 5-145　无瘢痕灸命门

艾灸
疗法治百病

胆囊炎患者，注意保持情绪稳定，避免过度、过悲、过劳及过度紧张；注意饮食清淡，切忌过度饮酒或嗜食辛辣肥甘，以防湿热内生。

阴黄，临证首选灸法；阳黄，起病急，病情重，若出现正气欲脱征象，需及时救治。

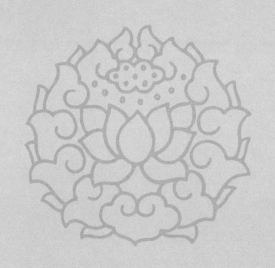

艾灸

第六章

泌尿生殖系统疾病艾灸疗法

慢性肾小球肾炎

一、概述

慢性肾小球肾炎指以蛋白尿、血尿、高血压、水肿为基本临床表现，起病方式各有不同，病情迁延，病变缓慢进展，可有不同程度的肾功能减退，最终发展为慢性肾衰竭的一组肾小球病。临床主要表现为蛋白尿、血尿、高血压、水肿、肾功能减退、慢性肾功能衰竭，并伴有乏力、疲倦、腰酸痛、纳差、水肿、贫血等症状。

慢性肾小球肾炎属中医学"水肿"等范畴。

二、证候表现及灸法治疗

水肿常见证候有风水相搏、痰湿中阻、脾气虚弱、肾阳虚衰等。

慢性肾小球肾炎是长病程、持续进展的疾病，中医对水肿、高血压，以及肾功能减退引起的疲倦乏力、纳差、贫血、腰酸痛等有特效疗法。

1. 风水相搏证

【主症】眼睑浮肿，继而四肢及全身皆肿，来势迅速，多有恶寒，肢节酸楚，小便不利等症。偏于风热者，发热，咽喉肿痛，舌质红，脉浮滑数；偏于风寒者，兼恶寒，咳喘，舌苔薄白，脉浮滑或浮紧。

【取穴】风门、肺俞、水分、合谷。

风门、肺俞、水分用中艾炷无瘢痕灸，选1~2穴，每穴灸3~5壮；合谷用艾条温和灸，灸5~10分钟。隔天1次，10次为1疗程。（图6-1、图6-2、图6-3、图6-4）

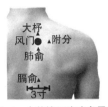

图 6-1 中艾炷无瘢痕灸风门

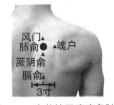

图 6-2 中艾炷无瘢痕灸肺俞

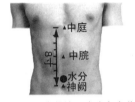

图 6-3 中艾炷无瘢痕灸水分

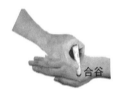

图 6-4 艾条温和灸合谷

配穴　　　　眼睑浮肿者，加水沟，用线香灸或无烟灸，灸10～15分钟，有条件的医疗机构可用电热灸或多功能艾灸仪照射面部穴位10分钟。

2. 痰湿中阻证

【主症】全身水肿，下肢肿甚，按之没指，小便短小，身体困重，眩晕、头重昏蒙，或伴视物旋转，胸闷纳呆，泛恶呕吐痰涎，苔白腻，脉沉缓，起病缓慢，病程较长，舌苔白腻，脉濡滑。

【取穴】丰隆、阴陵泉、三焦俞、小肠俞。

灸法　　　　丰隆、阴陵泉用艾条温和灸，灸5～10分钟；三焦俞、小肠俞用中艾条无瘢痕灸，灸10分钟左右。每日1次，10次为1疗程，每疗程间隔3～5天。（图6-5、图6-6、图6-7）

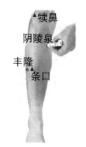

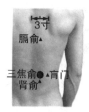

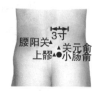

图6-5 艾条温和灸
丰隆、阴陵泉

图6-6 中艾条无瘢
痕灸三焦俞

图6-7 中艾条无瘢
痕灸小肠俞

配穴

　　眩晕、头重昏蒙为痰浊引起的高血压，加中脘、太冲，因其实邪所致，故灸治时间不宜过长，艾条温和灸5～10分钟即可；胸闷纳呆，泛恶呕吐痰涎，加内关、中脘，中脘运脾化痰，内关宽胸利气，因实邪所致，故灸5～10分钟，用艾条温和灸。（图6-8、图6-9、图6-10）

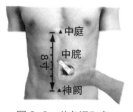

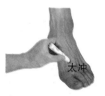

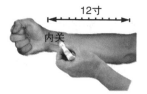

图6-8 艾条温和灸
中脘

图6-9 艾条温和灸
太冲

图6-10 艾条温和灸
内关

3. 脾气虚弱证

【主症】身肿日久，腰以下为甚，按之凹陷不易恢复，胸腹胀闷，食欲减退，神疲乏力，四肢倦怠，齿衄、肌衄、尿血，溲短便溏，舌质淡，苔白腻或水滑，脉沉缓或沉弱。

【取穴】脾俞、足三里、气海、水道、阴陵泉。

灸法

脾俞、足三里、气海重在健脾益气，取1～2穴，用中艾炷瘢痕灸或无瘢痕灸，灸7壮，连续灸5天；水道、阴陵泉长于除湿利水，取1～2穴，水道用中艾炷无瘢痕灸，灸5～7壮，阴陵泉用艾条温和灸，灸10分钟左右，连续灸5天。10天为1疗程，疗程间歇3～5天。（图6-11、图6-12、图6-13、图6-14、图6-15）

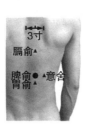
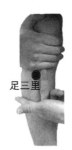

图6-11　瘢痕灸脾俞图　　图6-12　瘢痕灸足三里

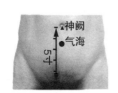
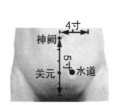
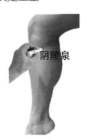

图6-13　瘢痕灸气海　　图6-14　无瘢痕灸水道　　图6-15　艾条温和灸阴陵泉

配穴

便溏者加天枢、上巨虚，2穴均可用艾条温和灸，灸10～15分钟；尿血加血海、三阴交，2穴均可用艾条温和灸，脾不统血引起的尿血，灸10～15分钟，若属阴虚火旺，迫血妄行所致，用毫针刺法。（图6-16、图6-17、图6-18）

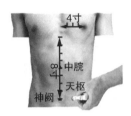

图 6-16　温和灸天枢

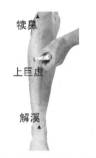

图 6-17　温和灸上巨虚

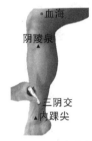

图 6-18　温和灸血海、
三阴交

4. 肾阳虚衰证

【主症】水肿反复消长不已，面浮身肿，腰以下甚，按之凹陷不起，尿量减少或反多，眩晕耳鸣，面色苍白，精神萎靡，腰酸冷痛，四肢厥冷，甚者心悸胸闷，喘促难卧，腹大胀满，遗精滑泄，舌质淡胖，苔白，脉沉细或沉迟无力。

【取穴】命门、肾俞、志室、关元、水道。

灸法

命门、肾俞、志室，3穴均位于第2腰椎棘突下凹陷水平，用艾条在3穴间做回旋灸，或用温盒灸法，施灸面广，火力足，温通作用强，灸15分钟；关元用大艾炷隔姜灸，灸7～14壮；水道用艾条温和灸，灸10～15分钟。每天1次，10次为1个疗程。（图6-19、图6-20、图6-21）

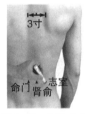

图 6-19　回旋灸命
门、肾俞、志室

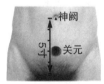

图 6-20　大艾炷隔姜
灸关元

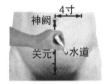

图 6-21　艾条温和灸
水道

配穴

畏寒肢冷者，加腰阳关，与命门、肾俞、志室同用温盒灸法，灸10~15分钟。

小贴士

注意保暖，避免风寒湿邪外袭，感冒流行季节，外出戴口罩，少去公共场所，居室宜通风；注意调摄饮食，低盐；劳逸结合，调畅情志。

该病病情平稳时，可辨证施灸，也可选用毫针刺法、拔罐法、耳针、穴位注射法及穴位敷贴等方法治疗。一旦水肿发生严重变证，出现心悸、胸闷、喘促、呕吐，甚则神昏嗜睡，应予急救。

尿路感染、慢性前列腺炎

一、概述

尿路感染是指各种病原微生物在尿路中生长、繁殖而引起的尿路感染性疾病。根据感染发生部位可分为下尿路感染和上尿路感染，下尿路感染主要指膀胱炎，上尿路感染指肾盂肾炎。膀胱炎主要表现为尿频、尿急、尿痛、排尿不适、排尿困难、尿液混浊、血尿，下腹部疼痛等，少数患者出现腰痛、发热；急性肾盂肾炎全身中毒症状较急、较重，尿路刺激征与膀胱炎类似；慢性肾盂肾炎有不同程度的低热、间歇性尿频、排尿不适、腰部酸痛、夜尿增多，病情持续可发展为慢性肾衰竭。

慢性前列腺炎分为细菌性前列腺炎和非细菌性前列腺炎。两类慢性前列腺炎临床表现相近，均有尿频、尿急、尿痛，排尿时尿道不适或灼热，排尿后和便后常有白色分泌物自尿道口流出；会阴部、下腹部隐痛不适，有时腰骶部、耻骨上、腹股沟区也有酸胀感；可有阳痿、早泄、遗精或射精痛；有头晕、头胀、乏力、疲惫、失眠、情绪低落、疑虑焦急等。

尿路感染、慢性前列腺炎的症状与中医学的"淋证"相似。

二、证候表现

尿路感染、慢性前列腺炎的常见证型有热淋、血淋、气淋和劳淋。

1. 热淋

【主症】小便频数短赤，灼热刺痛，腹部拘急胀痛，或有寒热，口苦，呕恶，或有腰痛拒按，或有大便秘结，苔黄腻，脉滑数。

【取穴】膀胱俞、阴陵泉、三焦俞。

 灸法

热淋为湿热蕴结下焦导致膀胱气化不利的实热证，因此，灸治时间宜短，取穴宜少，应用泻法。取1~2穴，用小艾炷无瘢痕灸，灸3~5壮，用口吹火，使其快燃快灭，灸毕不按穴。隔天1次，10次为1疗程。（图6-22、图6-23、图6-24）

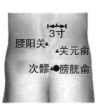
图6-22　灸膀胱俞

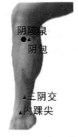
图6-23　灸阴陵泉

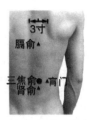
图6-24　灸三焦俞

配穴

血尿甚者，加血海、三阴交，2穴均用艾条温和灸，灸5分钟左右；腹部拘急胀痛者，加中极，用艾条温和灸，灸至胀痛缓解，有排尿感为止；大便秘结者，加天枢、大横，用温针灸，留针时捏少许艾绒在针柄上；患者出现恶寒、发热等表证，加大椎、合谷，大椎先用艾条温和灸2～3分钟，待局部皮肤有红晕后，刺络拔罐，合谷用艾条温和灸，灸5分钟左右即可。（图6-25、图6-26、图6-27、图6-28、图6-29）

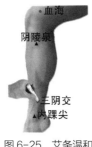

图6-25 艾条温和灸三阴交、血海

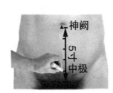

图6-26 艾条温和灸中极

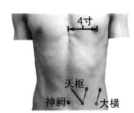

图6-27 温针灸天枢、大横

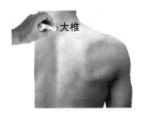

图6-28 艾条温和灸大椎

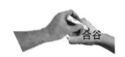

图6-29 艾条温和灸合谷

2. 血淋

【主症】小便热涩刺痛，尿色深红，或夹有血块，疼痛满急加剧，或见心烦，舌尖红，苔黄，脉滑数。

【取穴】膀胱俞、中极、血海、地机。

灸法

　　膀胱俞、中极均用小艾炷无瘢痕灸5～7壮，连灸5天，然后改灸血海、地机，用艾条温和灸，灸5分钟左右，连续5天，每日1次，10次为1疗程。膀胱俞、中极分别为膀胱之俞、募穴，有通利水腑的作用，血海、地机为脾经腧穴，主治血分病，诸穴共奏凉血通淋之功，注意艾灸时间不宜过长。（图6-30、图6-31、图6-32）

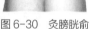
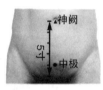
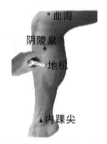

图6-30　灸膀胱俞　　　图6-31　灸中极　　　图6-32　灸血海、地机

配穴

　　若小便色红热痛、心烦者，加心俞、小肠俞，均用小艾炷无瘢痕灸5～7壮。（图6-33、图6-34）

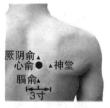
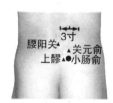

图6-33　小艾炷无瘢痕灸心俞　　图6-34　小艾炷无瘢痕灸小肠俞

3. 气淋

【主症】郁怒之后，小便涩滞，淋漓不宣，少腹胀满疼痛，苔薄白，脉弦。

【取穴】膀胱俞、三焦俞、太冲、行间。

灸法

　　膀胱俞是治疗淋证的首选穴，用小艾炷无瘢痕灸，灸5～7壮，采用泻法；行间、太冲、三焦俞功在疏理气机而行气利水，取1～2穴，三焦俞灸法同膀胱俞，行间、太冲用温针灸，留针期间，捻一撮艾绒在针柄上。（图6-35、图6-36、图6-37、图6-38）

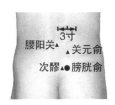

图6-35　小艾炷无瘢痕
灸膀胱俞

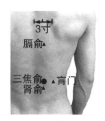

图6-36　小艾炷无瘢痕
灸三焦俞

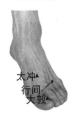

图6-37　温针灸行间

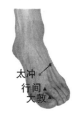

图6-38　温针灸太冲

4. 劳淋

【主症】小便不甚涩赤，尿痛不甚，但淋沥不已，时作时止，遇劳即发，腰膝酸软，神疲乏力，病程缠绵，舌质淡，脉细弱。

【取穴】气海、关元、中极、肾俞。

灸法

　　劳淋日久，正虚为本，湿热为标，因此，4穴均可用中艾炷无瘢痕灸，灸7壮，如用艾条温和灸，时间可延长至10～15分钟，每日1次，或隔日1次，10次为1疗程。（图6-39、图6-40）

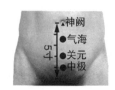

图6-39　无瘢痕灸气海、关元、中极

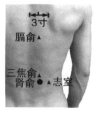

图6-40　无瘢痕灸肾俞

配穴

腰膝酸软者，加命门、腰阳关，与肾俞一起做温盒灸法；神疲乏力者，加足三里、脾俞，用艾条温和灸，灸10～15分钟。（图6-41、图6-42）

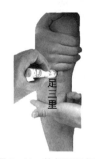

图6-41　艾条温和灸足三里

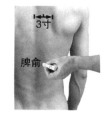

图6-42　艾条温和灸脾俞

注意外阴清洁，不憋尿，多饮水，每2～3小时排尿一次，房事后排尿，防止秽浊之邪上逆膀胱；养成良好的饮食习惯，饮食宜清淡，忌肥腻辛辣酒醇之品；避免纵欲过劳，保持心情舒畅，提高机体抗病能力。

小贴士

热淋、血淋多见于尿路感染急性期，用抗生素抗感染治疗，待病情稳定后辨证施灸，灸法适用于本虚标实之气淋、劳淋，对湿热蕴结膀胱之热淋、血淋等证型可酌情选用毫针刺法、刺络拔罐、耳针法、三棱针法、皮肤针法等。

前列腺增生

一、概述

前列腺增生是因腺体增生引起男性老年人排尿障碍的常见病。随着年龄增长，体内性激素水平改变及雌、雄激素的协同效应失调可能是前列腺增生的重要病因。前列腺增生早期症状是尿频和急迫性尿失禁，而后逐渐集中表现为排尿迟缓、断续、尿流细而无力、射程短、终末滴沥、排尿时间延长，梗阻严重时会出现尿失禁。

中医学将前列腺增生归为"癃闭"范畴。

二、证候表现及灸法治疗

癃闭的常见证型有膀胱湿热、肺热壅盛、肝郁气滞、浊瘀阻塞、中气不足、肾阳衰惫。前列腺增生严重影响患者的生活质量。

1. 膀胱湿热证

【主症】小便点滴不通，或量极少而短赤灼热，小腹胀满，口苦口黏，或口渴不欲饮，或大便不畅，舌质红，苔黄腻，脉数。

【取穴】膀胱俞、三焦俞、阴陵泉。

灸法

膀胱湿热证是实热证，灸治时间应短、选穴应精、应用泻法。选2~3穴，用小艾炷无瘢痕灸，用口吹火，使其快燃快灭，灸3~5壮，灸毕不按穴，隔日1次，10次为1疗程。（图6-43、图6-44、图6-45）

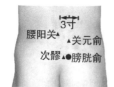
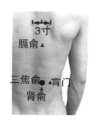
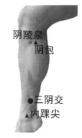

图 6-43　无瘢痕灸膀胱俞　　图 6-44　无瘢痕灸三焦俞　　图 6-45　无瘢痕灸阴陵泉

 配穴

　　小腹胀满，加中极，触诊明确膨胀的膀胱底部后，深刺中极，大幅度提插，要有明显的针感，并且针感要放射到会阴部，留针20分钟，留针期间，捻一撮艾绒在针柄上，做温针灸。（图6-46）

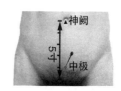

图 6-46　温针灸中极

2. 肺热壅盛证

【主症】小便不畅或点滴不通，咽干，烦渴欲饮，呼吸急促，或有咳嗽，舌红，苔薄黄，脉数。

【取穴】中极、膀胱俞、大椎。

 灸法

　　中极、膀胱俞做艾条温和灸，5~10分钟；大椎先用艾条温和灸，灸3~5分钟，局部皮肤红润后将艾条移开，做刺络拔罐。隔日1次，10次为1疗程。（图6-47、图6-48、图6-49）

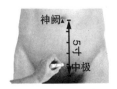

图6-47　温和灸中极

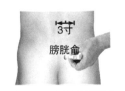

图6-48　温和灸膀胱俞

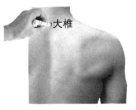

图6-49　温和灸大椎

3. 肝郁气滞证

【主症】小便不通或通而不爽，情志郁闷，或多烦善怒，胁腹胀
满，舌红，苔薄黄，脉弦。

【取穴】中极、三焦俞、太冲。

灸法

中极、三焦俞通利小便，太冲疏通气机，均可选小
艾炷无瘢痕灸，灸3～5壮，用泻法。具体方法参见膀胱
湿热型癃闭的操作内容；太冲用艾条温和灸，5～10分
钟，隔日1次，10次为1疗程。（图6-50、图6-51、图
6-52）

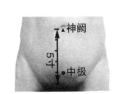

图6-50　无瘢痕灸中极

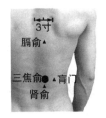

图6-51　无瘢痕灸三焦俞

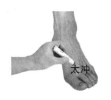

图6-52　温和灸太冲

配穴

情志郁闷、两胁胀痛者，加内关宽胸理气、期门疏
肝理气，用艾条温和灸，灸5～10分钟。（图6-53、图
6-54）

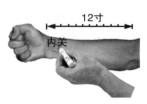
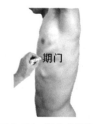

图 6-53 温和灸内关　　　　图 6-54 温和灸期门

4. 浊瘀阻塞证

【主症】小便点滴而下，或尿如细线，甚则阻塞不通，小腹胀满疼痛，舌紫暗，或有瘀点，脉涩。

【取穴】中极、血海、三阴交。

灸法

中极用温针灸，留针15～20分钟，或中艾炷无瘢痕灸5～7壮；重用血海、三阴交活血化瘀，用艾条温和灸10分钟左右，每日1次，10次为1疗程。（图6-55、图6-56、图6-57）

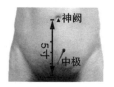
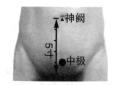
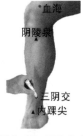

图 6-55 温针灸中极　　图 6-56 无瘢痕灸中极　　图 6-57 温和灸血海、三阴交

5. 中气不足证

【主症】小腹坠胀，时欲小便而不得出，或量少而不畅，神疲乏力，食欲不振，气短而语声低微，舌淡，苔薄脉细。

【取穴】气海、足三里、水道。

灸法

中气不足，排尿无力导致的癃闭，用气海补益中气，可选用中艾炷无瘢痕灸，灸7壮，或隔姜片，做隔姜灸，加强温通的作用；足三里、水道用艾条温和灸，灸10~15分钟。每日1次，10次为1疗程。（图6-58、图6-59、图6-60、图6-61、图6-62）

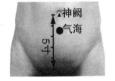

图 6-58　无瘢痕灸气海

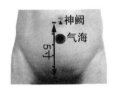

图 6-59　隔姜灸气海

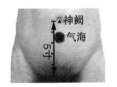

图 6-60　隔蒜灸气海

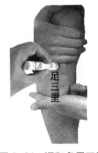

图 6-61　温和灸足三里

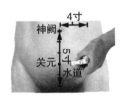

图 6-62　温和灸水道

配穴

食欲不振、神疲乏力者，加中脘、百会。中脘用中艾炷无瘢痕灸，灸7壮；百会用雀啄灸，灸5分钟左右，注意不要烧伤头发及毛囊。（图6-63、图6-64）

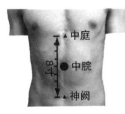

图 6-63　无瘢痕灸中脘

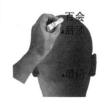

图 6-64　雀啄灸百会

【主症】小便不通或点滴不爽，排出无力，面色白，肾气怯弱，畏寒肢冷，腰膝酸软无力，舌淡胖，苔薄白，脉沉细或弱。

【取穴】关元、肾俞、膀胱俞。

灸法

选穴重在温补肾阳，关元、肾俞、膀胱俞用大艾炷无瘢痕灸，灸7壮，连灸3天后如症状无好转，关元改用大艾炷隔姜灸，灸7～14壮。每日1次，10次为1疗程。（图6-65、图6-66、图6-67、图6-68）

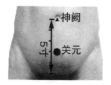

图 6-65 无瘢痕灸关元

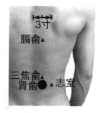

图 6-66 无瘢痕灸肾俞

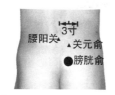

图 6-67 无瘢痕灸膀胱俞

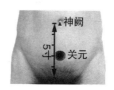

图 6-68 隔姜灸关元

配穴

腰膝酸软无力，畏寒肢冷者，加命门、腰阳关，与肾俞一起做温盒灸法，温盒灸法有热量大、火力持久的优势。

前列腺增生患者可因气候变化、劳累、饮酒、便秘、久坐等因素诱发或加重病情，使前列腺突然充血、水肿导致急性尿储留，需去医院就诊；锻炼身体，增强身体抵抗力；保持心情舒畅，消除紧张情绪，切忌忧思恼怒；禁食辛辣肥甘；积极配合治疗。

灸法治疗癃闭疗效明显，像中极、关元、气海、肾俞、膀胱俞等穴已为古今临床治疗癃闭的首选穴、特效穴，但灸法毕竟有其特点与优势，对于湿热下注、气滞血瘀型癃闭，可选择毫针刺法、芒针、三棱针放血、皮肤针叩刺、耳针、穴位注射、穴位贴敷、穴位照射等方法治疗。

勃起功能障碍

一、概述

勃起功能障碍（ED）指持续或反复不能达到或维持足够阴茎勃起以完成满意的性生活。一般认为，病程至少应在3个月以上方能诊断为ED。

勃起功能障碍相当于中医学的"阳痿"。

二、证候表现及灸法治疗

阳痿常有命门火衰、心脾亏虚、肝郁气滞、惊恐伤肾、湿热下注等证型。

阳痿是影响人们身心健康一个常见病，需要积极治疗。

1. 命门火衰证

【主症】阳事不举，或举而不坚，精薄清冷，神疲倦怠，畏寒肢冷，面色白，头晕耳鸣，腰膝酸软，夜尿清长，舌淡胖，苔薄白，脉沉细。

【取穴】关元、命门、肾俞、志室、三阴交。

灸法

关元用大艾炷隔附子饼灸，灸7～14壮，局部皮肤应有红晕，穴位深部应有温热感，并且温热感向前阴放散；命门、肾俞、志室3穴相邻，功效相近，用温盒灸法，灸10～15分钟；三阴交用艾条温和灸，灸15分钟。每日1次，10次为1疗程。（图6-69）

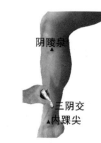

图6-69　艾条温和灸三阴交

配穴

畏寒肢冷，腰膝酸软者，加腰阳关，和命门、肾俞、志室一同用温盒灸法。

2. 心脾亏虚证

【主症】阳痿不举，心悸，失眠多梦，神疲乏力，面色萎黄，食少纳呆，腹胀便溏，舌淡，苔薄白，脉细弱。

【取穴】心俞、脾俞、三阴交、足三里。

灸法

　　心俞、脾俞用中艾炷做无瘢痕灸，灸7壮；三阴交用艾条温和灸，灸10～15分钟；足三里本应做瘢痕灸，但灸疮处理有难度，可改用艾条温和灸，灸10分钟左右。每日或隔日1次，10次为1疗程。（图6-70、图6-71、图6-72、图6-73）

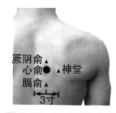

图6-70　无瘢痕灸心俞

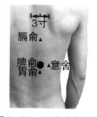

图6-71　无瘢痕灸脾俞

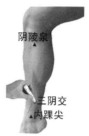

图6-72　温和灸三阴交　　图6-73　温和灸足三里

配穴

　　失眠多梦者，加内关、神门，均用艾条温和灸，灸10分钟左右；食少纳呆者，加中脘、内关，中脘用中艾炷隔姜灸，灸7壮，内关用艾条温和灸，灸10分钟左右；脾虚便溏者，加天枢、神阙，用中艾炷无瘢痕灸，灸7壮。（图6-74、图6-75、图6-76、图6-77、图6-78）

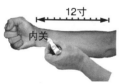

图6-74　温和灸内关

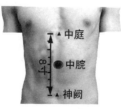

图6-75　隔姜灸中脘

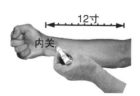

图6-76　温和灸内关

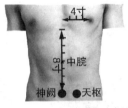

图6-77 无瘢痕灸天枢、神阙

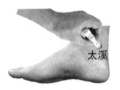

图6-78 温和灸太溪

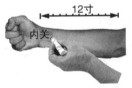

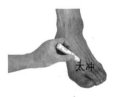

3. 肝郁气滞证

【主症】阳事不起，或起而不坚，心情抑郁，胸胁胀痛脘闷，食少便溏，苔薄白，脉弦。

【取穴】内关、太冲、阴陵泉、三阴交。

灸法

　　对肝气郁结、经脉阻滞导致的宗筋不用，重用内关、太冲宽胸理气，内关、太冲用艾条温和灸5～10分钟；阴陵泉是胆之合穴，筋之会穴，有疏通肝胆气机、舒筋活络的作用，用艾条温和灸5～10分钟；三阴交灸法同上。每日1次，或隔日1次，10次为1疗程。（图6-79、图6-80、图6-81、图6-82）

图6-79 温和灸内关

图6-80 温和灸太冲

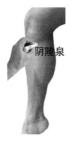
图 6-81 温和灸阴陵泉

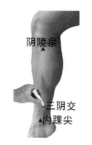
图 6-82 温和灸三阴交

配穴

　　胸胁胀满者，加期门，用艾条温和灸，灸5～10分钟左右；食欲不振者，加中脘、足三里，均用艾条温和灸，灸量同上。（图6-83、图6-84、图6-85）

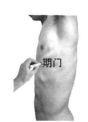
图 6-83 温和灸期门

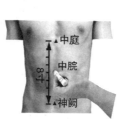
图 6-84 温和灸中脘

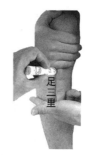
图 6-85 温和灸足三里

4. 惊恐伤肾证

【主症】阳痿不振，心悸易惊，胆怯多疑，夜多噩梦，常有被惊吓史，苔薄白，脉弦细。

【取穴】心俞、肾俞、胆俞。

灸法

　　惊恐伤肾多因卒受惊恐，伤于心肾，导致气机逆乱，宗筋不用，阳事不举，选心俞、肾俞、胆俞，以宁心补肾、安神定志。诸穴用中艾炷无瘢痕灸，灸7壮，隔日1次，10次为1疗程。（图6-86、图6-87、图6-88）

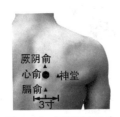

图6-86 无瘢痕灸心俞

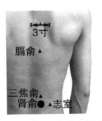

图6-87 无瘢痕灸肾俞

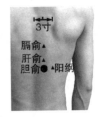

图6-88 无瘢痕灸胆俞

配穴

经常失眠噩梦惊醒者，加神门、内关、三阴交，选1~2穴，用艾条温和灸，灸10分钟。（图6-89、图6-90）

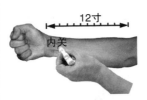

图6-89 温和灸内关

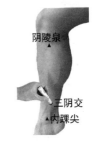

图6-90 温和灸三阴交

5. 湿热下注证

【主症】阴茎萎软，阴囊潮湿，瘙痒腥臭，睾丸坠胀作痛，小便赤涩灼痛，胁胀腹闷，肢体困倦，泛恶口苦，舌红苔黄腻，脉滑数。

【取穴】中极、阴陵泉、膀胱俞、三阴交。

灸法

本证为湿热之邪下注肝经，经脉阻遏，致使宗筋不利。用穴不宜过多，施灸时间不宜过长，点到为止。取2穴，艾条温和灸5分钟，隔日1次，连续灸5次，换另2穴，亦用艾条温和灸5分钟，隔日1次，连续灸5次，10次为1疗程。（图6-91、图6-92、图6-93、图6-94）

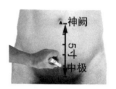

图 6-91 温和灸中极

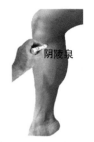

图 6-92 温和灸阴陵泉

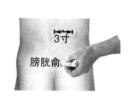

图 6-93 温和灸膀胱俞

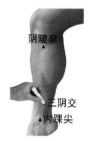

图 6-94 温和灸三阴交

患者切忌恣情纵欲，房事过频，宜清心寡欲摒除杂念，移情养性；不宜过食肥甘醇酒，避免湿热内生，阻塞经络造成阳痿；积极治疗易造成阳痿的原发病；精神抑郁、情绪低落、焦虑、惊恐是导致阳痿的重要精神因素，因此调畅情志、愉悦心情、防止精神紧张是预防及调护的重要环节。

灸法对命门火衰、心脾亏虚、惊恐伤肾、肝郁气滞型阳痿可获得满意疗效；惊恐伤肾型阳痿需配合心理治疗；湿热下注型阳痿不建议首选灸法，毫针刺法、刺络拔罐法、三棱针法、皮肤针法、耳针及中药外洗均可酌情选用。

早泄

一、概述

一般认为早泄是性交时阴茎能勃起，但对射精失去控制能力，阴茎插入阴道前或刚插入即射精。过去大都认为早泄是心理性原因，近来研究发现，早泄患者存在阴茎感觉过敏，或有包皮阴茎头炎、前列腺炎等疾病。

"早泄"，中西医同名。

二、证候表现及灸法治疗

早泄常有肝经湿热、阴虚火旺、心脾两虚、肾气不固等证型。

早泄是常见的男性性功能障碍表现，约有1/3已婚男性在不同程度上曾经或一直为此而烦恼。

1. 肝经湿热证

【主症】泄精过早，阴茎易举，阴囊潮湿，瘙痒坠胀，口苦咽干，胸胁胀痛，小便涩赤，舌红，苔黄腻，脉弦滑。

【取穴】中极、阴陵泉、太冲、三阴交。

灸法

证属肝经湿热下扰阴器，灸治时间宜短，操作时用泻法。选2～3穴，用中艾炷无瘢痕灸3～5壮，灸时用口吹旺艾火，快燃快灭，灸毕不按穴，意在驱逐邪气。（图6-95、图6-96、图6-97）

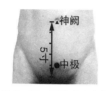
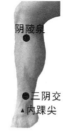
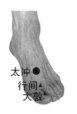

图6-95 无瘢痕灸中极　图6-96 灸阴陵泉、三阴交　图6-97 灸太冲

2. 阴虚火旺证

【主症】过早泄精，性欲亢进，头晕目眩，五心烦热，腰膝酸软，时有遗精，舌红少苔，脉细数。

【取穴】太溪、三阴交、然谷。

灸法

阴虚火旺证不宜选用灸法，即使使用灸法，也是点到为止。取2~3穴，用小艾炷无瘢痕灸，灸3~5壮，均用泻法，操作同上。（图6-98、图6-99）

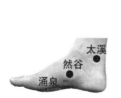
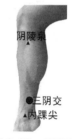

图6-98 灸然谷、太溪　图6-99 灸三阴交

配穴

阴虚盗汗者，加合谷、复溜，均用中艾炷无瘢痕灸，3~5壮，采用泻法，方法同上。（图6-100）

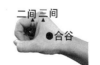

图6-100 无瘢痕灸合谷

【主症】早泄，神疲乏力，形体消瘦，面色少华，心悸怔忡，食少便溏，舌淡脉细。

【取穴】心俞、脾俞、足三里。

灸法

　　心俞、脾俞用中艾炷无瘢痕灸，灸7壮；足三里用艾条温和灸，灸10～15分钟。每日灸1次，10次为1疗程。（图6-101、图6-102、图6-103）

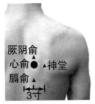

图 6-101　灸心俞

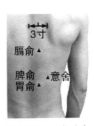

图 6-102　灸脾俞

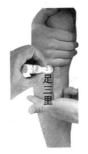

图 6-103　灸足三里

配穴

　　食少便溏者，加中脘、天枢。中脘用中艾炷隔姜灸，灸5～7壮；天枢用中艾炷无瘢痕灸，灸5～7壮。（图6-104、图6-105）

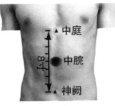

图 6-104　隔姜灸中脘

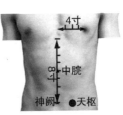

图 6-105　灸天枢

4. 肾气不固证

【主症】早泄遗精，性欲减退，面色白，腰膝酸软，夜尿清长，
舌淡苔薄，脉沉弱。

【取穴】肾俞、志室、太溪、关元。

灸法

　　肾俞、志室同在第二腰椎棘突下，相距1.5寸，可用艾条在两穴间横向做回旋灸10～15分钟；太溪用艾条温和灸，灸10～15分钟；关元用中艾炷无瘢痕灸，灸7壮。选2～3穴，每日1次，10次为1疗程。（图6-106、图6-107）

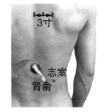 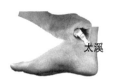

图6-106　回旋灸肾俞、志室　　　图6-107　温和灸太溪

配穴

　　腰膝酸软者，加命门、腰阳关，和肾俞、志室一同做温盒灸法，灸10分钟左右；夜尿清长者，加中极、关元、膀胱俞，均可用中艾炷无瘢痕灸，选1～2穴，灸7壮。（图6-108、图6-109）

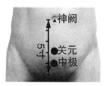 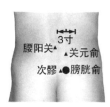

图6-108　灸关元、中极　　　图6-109　灸膀胱俞

注意精神调养，清心寡欲，排除妄念，调养情志，丰富文体活动；避免过度脑力劳动，做到劳逸结合，少食醇酒、辛辣厚味刺激性食品。

肝经湿热、阴虚火旺，二证均为热证，一实一虚，临证不首选灸法，可用毫针刺法、刺络拔罐、三棱针法、皮肤针法、耳针等方法。如果是泌尿生殖系统炎症刺激所为，应治疗原发病。

第七章

内分泌系统和代谢性疾病艾灸疗法

甲状腺功能亢进症

一、概述

甲状腺功能亢进症是由多种病因导致的甲状腺激素分泌过多而引起的一种以神经、循环、消化系统兴奋性增高和代谢亢进为主的甲状腺毒症。代谢亢进可表现为疲乏无力、怕热多汗、皮肤潮湿、多食善饥、体重显著下降等；精神神经系统症状见有多言好动、紧张焦虑、失眠不安、思想不集中、记忆力减退、手和眼睑震颤；心血管系统症状可见心悸气短、心动过速、第一心音亢进、收缩压升高、舒张压降低，脉压增大；消化系统症状有稀便、排便次数增加等；还可见甲状腺肿和突眼。

甲状腺功能亢进症属于中医学"瘿病"范畴。

二、证候表现及灸法治疗

瘿病临床分为气郁痰阻、痰结血瘀、肝火旺盛、心肝阴虚等证型。

甲状腺功能亢进患者要密切观察瘿肿的形态、大小、质地软硬及活动度等方面的变化，同时防治并发症的发生。

1. 气郁痰阻证

【主症】颈前喉结两旁结块肿大，质软不痛，颈部觉胀，胸闷，喜太息，或兼胸胁窜痛，病情常随情志波动，苔薄白，脉弦。

【取穴】人迎、扶突、太冲、丰隆。

灸法

　　人迎、扶突属手、足阳明经腧穴，有理气通络、利咽开瘀的作用，太冲是肝经原穴，有疏肝理气的作用，丰隆属足阳明经，为健脾化痰首选穴，四穴配合，共奏行气开郁化痰散结之功。人迎、扶突用艾条行雀啄灸5～10分钟；太冲、丰隆用艾条温和灸5分钟左右。隔日1次，10次为1疗程。（图7-1、图7-2、图7-3、图7-4）

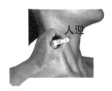

图7-1　雀啄灸人迎

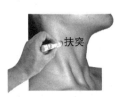

图7-2　雀啄灸扶突

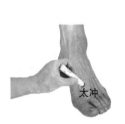

图7-3　艾条温和灸太冲

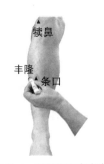

图7-4　艾条温和灸丰隆

配穴

　　胸胁胀痛、喜太息者，加章门、期门，用艾条温和灸，灸5分钟左右。（图7-5、图7-6）

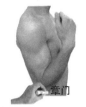

图7-5　艾条温和灸章门

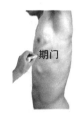

图7-6　艾条温和灸期门

【主症】颈前喉结两旁结块肿大，按之较硬或有结节，肿块经久未消，胸闷，纳差，舌质暗或紫，苔薄白腻，脉弦或涩。

【取穴】天鼎、膻中、膈俞、三阴交。

灸法

　　天鼎属胃经，膻中是气会，二穴有理气开郁、化痰散结之功，膈俞、三阴交长于活血化瘀。天鼎用艾条行雀啄灸5~10分钟，膈俞用小艾炷灸3~5壮，用泻法，边吹边灸，膻中、三阴交分别用艾条行温和灸5分钟左右。隔日1次，10次为1疗程，视病情而定，连灸2~3疗程，疗程间隔3~5天。（图7-7、图7-8、图7-9、图7-10）

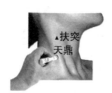

图 7-7　雀啄灸天鼎

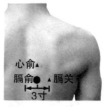

图 7-8　小艾炷灸膈俞

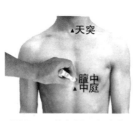

图 7-9　艾条温和灸膻中

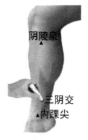

图 7-10　艾条温和灸三阴交

3. 肝火旺盛证

【主症】颈前喉结两旁轻度或中度肿大，一般柔软光滑，烦热，容易出汗，性情急躁易怒，眼球突出，手指颤动，面部烘热，口苦，舌质红，苔薄黄，脉弦数。

【取穴】天突、臑会、阳陵泉、太冲。

灸法

　　天突可疏理局部经气，具有宽胸理气、清热化痰的作用，用艾条行雀啄灸5分钟左右；臑会能清热除湿、化痰散结、疏通少阳经气，用艾条行温和灸5分钟左右；阳陵泉为胆经合穴，合穴有"主逆气而泻"之功，可清利肝胆实热，用艾条行温和灸5分钟左右；太冲为肝经腧穴，有清泄肝胆，疏理气机的作用，太冲用艾条雀啄灸5～10分钟。隔日1次，10次为1疗程。（图7-11、图7-12、图7-13、图7-14）

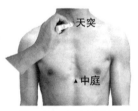

图7-11　雀啄灸天突

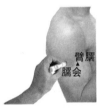

图7-12　温和灸臑会

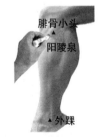

图7-13　温和灸阳陵泉

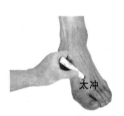

图7-14　雀啄灸太冲

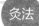

配穴

若面赤口苦、急躁易怒、脉弦数，肝经实热明显，应加清泄肝胆实热的腧穴，选地五会、侠溪，用艾条行雀啄灸5分钟。（图7-15）

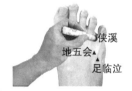

图7-15　雀啄灸侠溪

4. 心肝阴虚证

【主症】颈前喉结两旁结块或大或小，质软，病起较缓，心悸不宁，心烦少寐，易出汗，手指颤动，眼干，目眩，倦怠乏力，舌质红，苔少或无苔，舌体颤动，脉弦细数。

【取穴】天突、膻中、内关、太溪。

灸法

天突、膻中有宽胸理气化痰之功，内关是心包经的络穴，既能化痰，又能调节心率，对瘿病有很好的治疗作用，天突用艾条施雀啄灸5～10分钟，膻中和内关分别用艾条行温和灸各5～10分钟；太溪为肾经原穴，取其养阴清热的作用，用艾条行温和灸5分钟左右。隔日1次，10次为1疗程。（图7-16、图7-17、图7-18、图7-19）

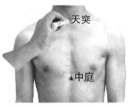

图7-16　雀啄灸天突

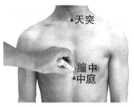

图7-17　温和灸膻中

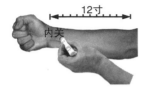

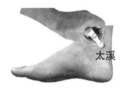

图 7-18　温和灸内关　　　　图 7-19　温和灸太溪

配穴

　　失眠多梦者，加百会、神门，百会用雀啄灸5分钟左右，神门用艾条温和灸5～10分钟；若阴虚盗汗，加阴郄、复溜，均用艾条温和灸，各灸5分钟左右。（图7-20、图7-21）

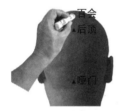

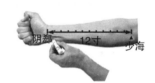

图 7-20　雀啄灸百会　　　　图 7-21　艾条温和灸阴郄

小贴士

　　中医认为瘿病由气郁痰凝而致，故患者应保持精神愉快，防治七情内伤，注意饮食宜清淡，以防聚湿生痰。在容易发生缺碘性甲状腺肿的地区，可经常食用海带，使用加碘食盐。

　　《外科正宗》指出：瘿病乃"五脏瘀血、浊气、痰滞而成"，多为实证，治疗宜行气化痰、活血散瘀，临床常首选毫针、刺络拔罐、三棱针放血等方法以清泄实邪。灸法毕竟是一种温热刺激，有温阳益气、温通经脉等作用，适用于寒证、虚寒证，因此，瘿病施灸时间不宜过长。

糖尿病 ♋

一、概述

糖尿病是由胰岛素分泌和（或）作用缺陷引起的一组以慢性血糖水平增高为特征的代谢性疾病。糖尿病的临床表现被描述为"三多一少"，即多尿、多饮、多食和体重减轻。长期碳水化合物以及脂肪、蛋白质代谢紊乱可引起多系统损害，导致眼、肾、神经、心脏、血管等组织器官的慢性进行性病变、功能减退及衰竭；病情严重或应激时可发生急性严重代谢紊乱，如糖尿病酮症酸中毒、高血糖高渗状态等。

糖尿病属于中医学的消渴范畴。

二、证候表现及灸法治疗

消渴临床可分为上消、中消、下消。上消多见肺热津伤证；中消多见胃热炽盛、气阴亏虚证；下消多见肾阴亏虚、阴阳两虚证。

本病可使患者生活质量降低，寿命缩短，病死率增高，应积极防治。

1. 肺热津伤证

【主症】口渴多饮，口舌干燥，尿频量多，烦热多汗，舌边尖红，苔薄黄，脉洪数。

【取穴】肺俞、尺泽、少商。

灸法

　　肺俞、尺泽、少商是针对肺热津伤的病理机制而选，共奏养阴清热、生津止渴之功。肺俞、胃脘下俞用小艾炷无瘢痕灸，灸3～5壮；尺泽、少商用艾条行温和灸，灸5分钟后做三棱针点刺放血。隔日1次，10次为1疗程。（图7-22、图7-23、图7-24）

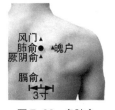

图7-22　灸肺俞

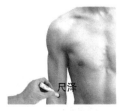

图7-23　温和灸尺泽

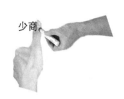

图7-24　艾条温和灸少商

配穴

　　口渴多饮、口舌干燥者，首选金津、玉液，二穴位于舌下静脉旁，不能施灸，可以通过活动舌体，促使津液产生，古人谓之"搅海"，它有交通心肾、养阴清热之功，现代临床可用灸承浆、廉泉替代，用细艾条灸5分钟左右即可。并发肺结核，加膏肓、三阴交，膏肓理应用瘢痕灸，因创面不好处理，现代临床常用无瘢痕灸，取中艾炷，灸7壮，三阴交用艾条施温和灸，灸5～10分钟。（图7-25）

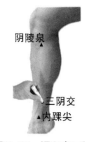

图7-25　温和灸三阴交

【主症】多食易饥，口渴，尿多，形体消瘦，大便干燥，苔黄，脉滑实有力。

【取穴】中脘、梁门、曲池。

 灸法

中脘、梁门、曲池可清热润燥养胃。中脘、梁门、曲池均可用艾条施温和灸，灸5分钟左右。隔日1次，10次为1疗程。（图7-26、图7-27、图7-28）

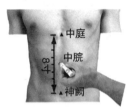 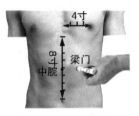 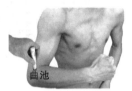

图7-26 温和灸中脘　　　图7-27 温和灸梁门　　　图7-28 温和灸曲池

 配穴

大便干燥者加天枢、大横，或上巨虚，四穴均可使用艾条施温和灸，约5分钟；若燥热内结，营阴灼损，脉络瘀阻，蕴毒成脓，发为疮疖痈疽者，在未溃之时，局部用隔蒜泥灸，隔蒜泥灸有消肿、散结、拔毒的作用，灸7~10壮。（图7-29、图7-30）

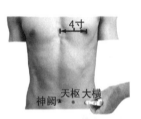 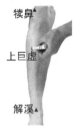

图7-29 艾条温和灸　　　　图7-30 艾条温和灸
　　　天枢、大横　　　　　　　　上巨虚

3. 气阴亏虚证

【主症】口渴引饮，能食与便溏并见，或饮食减少，精神不振，四肢乏力，体瘦，舌质淡红，苔白而干，脉弱。

【取穴】脾俞、胃俞、足三里、三阴交。

灸法

　　脾俞、胃俞、足三里重在健脾益气和胃，三阴交既可以健脾胃之气，又可养肝肾之阴。脾俞、胃俞用中艾炷无瘢痕灸，灸7壮；足三里、三阴交用艾条施温和灸5~10分钟。每日或隔日1次，10次为1疗程。（图7-31、图7-32、图7-33）

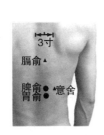
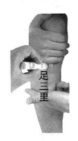
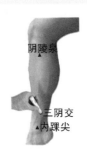

图7-31　灸脾俞、胃俞　　图7-32　温和灸足三里　　图7-33　温和灸三阴交

4. 肾阴亏虚证

【主症】尿频量多，浑浊如膏脂，或尿甜，腰膝酸软，乏力，头晕耳鸣，口干唇燥，皮肤干燥、瘙痒，舌红苔少，脉细数。

【取穴】太溪、然谷、三阴交。

灸法

　　太溪、然谷均属肾经，有补肾、养阴、清热的作用，三阴交有补益肝肾之功，可用艾条施灸温和灸，灸5分钟左右。每日或隔日1次，10次为1疗程，视病情连续施灸，疗程间隔3~5天。（图7-34、图7-35）

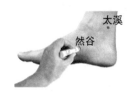
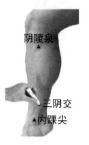

图 7-34　温和灸然谷、太溪　　图 7-35　温和灸三阴交

配穴

　　肾阴亏虚，肝肾精血不足，目失所养，并发白内障、眼底疾病者，加光明、悬钟，用艾条温和灸5～10分钟；若并发高血压，出现头晕耳鸣者，加太冲、太溪，用艾条温和灸，灸5分钟左右。（图7-36、图7-37）

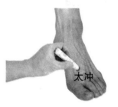
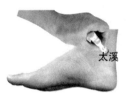

图 7-36　温和灸太冲　　　图 7-37　温和灸太溪

5. 阴阳两虚证

【主症】小便频数，混浊如膏，甚至饮一溲一，面容憔悴，耳轮干枯，腰膝酸软，四肢欠温，畏寒肢冷，阳痿或月经不调，舌淡，苔白而干，脉沉细无力。

【取穴】肾俞、关元、太溪、三阴交。

艾灸疗法治百病

　　肾俞、关元有补肾温阳的作用，太溪、三阴交有滋补肾阴的作用，胃脘下俞有养阴清热、润燥止渴的作用。胃脘下俞、肾俞、关元均可用中艾炷无瘢痕灸，灸5～7壮；三阴交、太溪用艾条温和灸，灸5～10分钟。每日或隔日1次，10次为1疗程。（图7-38、图7-39、图7-40、图7-41）

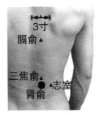

图7-38　无瘢痕灸肾俞

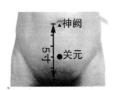

图7-39　无瘢痕灸关元

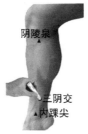

图7-40　温和灸三阴交

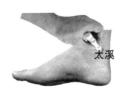

图7-41　温和灸太溪

　　糖尿病患者除药物治疗外，还应注意生活调摄，平时要戒烟酒，保持心情平和，制定并实施有规律的生活起居制度。糖尿病患者应随时监测血糖变化，按时服药，及早防治各种并发症的出现。

　　上、中、下三消的病位，无论是在肺、在胃，还是在肾，基本病机是阴虚为本，燥热为标，而灸法毕竟是温热刺激，故灸量不宜过大，灸治时间不宜过长。

高脂血症

一、概述

高脂血症是由于机体脂肪代谢或运转异常，使血浆中一种或多种脂质高于正常水平而形成的病症。高脂血症主要表现为血浆中胆固醇或/和甘油三酯水平升高，多数患者无明显症状和体征。高脂血症可分为原发性和继发性两类。原发性高脂血症与遗传、环境因素有关；继发性高脂血症多继发于糖尿病、高血压、黏液性水肿、甲状腺功能低下、肥胖、肝肾疾病、肾上腺皮质功能亢进等代谢性疾病。

高脂血症属于中医学的"痰饮""肥胖""血瘀"等范畴。

二、证候表现及灸法治疗

高脂血症临床可见痰浊阻遏、脾肾阳虚、阴虚阳亢、气滞血瘀等证型。

高脂血症的治疗是综合性的，患者若积极治疗、耐心施灸，可收到较好疗效。

1. 痰浊阻遏证

【主症】形体肥胖，肢体沉重，头重如裹，胸闷，呕恶痰涎，口淡食少，舌胖，苔滑腻，脉弦滑。

【取穴】丰隆、中脘、内关、三焦俞。

灸法

　　高血脂患者多有肥胖、头身困重、胸闷、食少的情况，一般中医辨证为痰湿所为，以上四穴是健脾除湿、化痰降浊的常用穴。三焦俞用中艾炷无瘢痕灸，灸7壮；中脘、内关、丰隆用艾条施温和灸，灸5～10分钟。每日1次或隔日1次，10次为1疗程。（图7-42、图7-43、图7-44、图7-45）

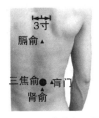

图 7-42　无瘢痕灸三焦俞

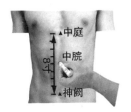

图 7-43　艾条温和灸中脘

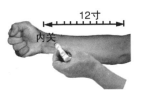

图 7-44　艾条温和灸内关

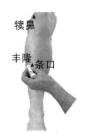

图 7-45　温和灸丰隆

配穴

　　食欲不振，胸闷脘痞，甚或呕恶痰涎者，加中脘，艾条温和灸改为中艾炷隔姜灸，灸7壮左右。（图7-46）

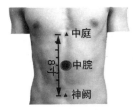

图 7-46　隔姜灸中脘

【主症】畏寒肢冷，眩昏，倦怠乏力，食少，腹胀便溏，四肢浮肿，舌淡质嫩，苔白，脉沉细。

【取穴】脾俞、足三里、肾俞、命门。

灸法

　　脾俞、足三里为健脾助运首选穴，运化功能强健了，水湿无从所生，肾俞、命门是临床温肾助阳的常用穴，意在温煦肾阳，以助脾之阳气。脾俞用大艾炷隔姜灸，灸7～14壮；命门、肾俞用大艾炷隔附子饼灸，灸7～14壮；足三里传统做法是施瘢痕灸，由于灸疮呵护较烦琐，可改为艾条温和灸，灸15分钟左右。每日1次，10次为1疗程。视病情连续治疗，疗程间隔3～5天。（图7-47、图7-48）

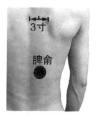 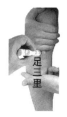

图7-47　大艾炷隔姜灸脾俞　　图7-48　艾条温和灸足三里

配穴

　　腹胀便溏者，加天枢、大横，用艾条温和灸，灸10～15分钟，或在二穴间做回旋灸，灸15分钟左右；肢体浮肿者，加水道、阴陵泉，用艾条温和灸，灸10～15分钟。（图7-49、图7-50、图7-51）

艾灸
疗法治百病

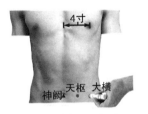
图 7-49 艾条温和灸天枢、
大横

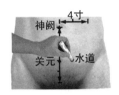
图 7-50 艾条温和
灸水道

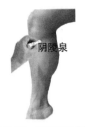
图 7-51 艾条温和灸阴
陵泉

3. 阴虚阳亢证

【主症】眩晕头痛，耳鸣，腰膝酸软，急躁易怒，面红口苦，五
　　　　心烦热，心悸失眠，健忘，便秘溲赤，舌质红，苔黄，
　　　　脉弦细数。

【取穴】太溪、三阴交、太冲、阳陵泉。

灸法

　　　　太溪、太冲二穴分别为肾经、肝经之原穴，三阴交
为肝、脾、肾三经之交会穴，阳陵泉是胆经合穴，四穴
共奏滋阴潜阳之功。阳陵泉、三阴交、太溪用艾条温和
灸，灸5～10分钟；太冲用雀啄灸，灸10～15分钟。每
日或隔日1次，10次为1疗程。（图7-52、图7-53、图
7-54）

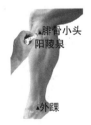
图 7-52 灸阳陵泉

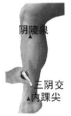
图 7-53 灸三阴交

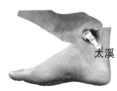
图 7-54 灸太溪

心悸者，加内关，用艾条温和灸，灸5～10分钟；失眠者，加神门，用艾条温和灸5～10分钟。（图7-55）

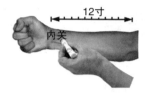

图 7-55　灸内关

4. 气滞血瘀证

【主症】胸胁胀痛，走窜疼痛，心前区刺痛，心烦不安，舌质边尖有瘀点或瘀斑，脉沉涩。

【取穴】期门、章门、膻中、内关。

期门、章门对肝气失于疏泄导致的胸胁胀痛疗效明显，用艾条做温和灸，灸5～10分钟；膻中是心包募穴，又为气会，可疏理气机，内关是心包经之络穴，又是八脉交会穴之一，可治疗心胸痰瘀互阻，气机不利，二穴用艾条温和灸，灸10分钟左右。隔日1次，10次为1疗程。（图7-56、图7-57、图7-58、图7-59）

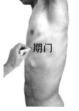

图 7-56　艾条温和灸期门

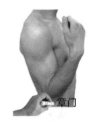

图 7-57　艾条温和灸章门

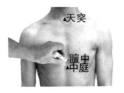

图 7-58 艾条温和灸膻中

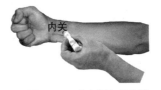

图 7-59 艾条温和灸内关

配穴

若并发缺血性心脏病，出现胸闷胸痛、心烦不安者，应选膻中、内关，加大灸量，时间可延至10～30分钟，病情严重者需综合治疗。

小贴士

患者应该均衡饮食，忌肥甘生冷之物；加强体育锻炼，避免不良生活习惯。积极防治肥胖症、糖尿病、心血管疾病，以降低高脂血症的发病率。

高脂血症患者常常是在体检时才发现血清胆固醇和/或甘油三酯升高，部分患者伴有肥胖、心脑血管疾病，除灸法治疗外，可选用毫针、拔罐、耳针、穴位注射、穴位磁疗等其他方法对症治疗。

肥胖症

一、概述

肥胖症指体内脂肪堆积过多和（或）分布异常、体重增加，是包括遗传和环境因素在内的多种因素相互作用所引起的慢性代谢性疾病。轻度肥胖症多无症状；中重度肥胖症可引起气急、关节痛、肌肉酸痛、体力活动减少，以及焦虑、忧虑等，并伴有睡眠中阻塞性呼吸暂停、胆囊疾病、高尿酸血症、痛风、骨关节病、静脉血栓、生育功能受损，以及乳腺癌、前列腺癌等；严重肥胖症患者在精神方面付出很大代价，自我感觉不良，社会关系不佳，受教育及就业困难。

成人的体重分级与标准见下表。

分级	体重过轻	正常范围	过重	轻度肥胖	中度肥胖	重度肥胖
身体质量指数	BMI<18.5	18.5≤BMI<24	24≤BMI<27	27≤BMI<30	30≤BMI<35	BMI≥35

肥胖中西医同名。

二、证候表现及灸法治疗

肥胖有脾胃滞热证、痰湿内盛、脾虚不运和脾肾阳虚等证型。

肥胖症与Ⅱ型糖尿病、血脂异常、高血压、冠心病、卒中等多种疾病密切相关，肥胖症及其相关疾病可损害患者身心健康，降低生活质量，缩短预期寿命，须积极防治。

1. 脾胃滞热证

【主症】多食，消谷善饥，形体肥胖，脘腹胀满，面色红润，心烦头晕，口干口苦，胃脘灼痛，嘈杂，得食则缓，舌红苔黄腻，脉弦滑。

【取穴】中脘、天枢、曲池、上巨虚。

灸法

中脘、天枢、上巨虚有消食导滞、疏通胃腑的作用，曲池为手阳明之合穴，能清泄肠腑积热。以上四穴均可选用温针灸，毫针刺入得气后，用泻法，意在通腑泄热，捻少许艾绒在针柄上行温针灸。隔日1次，10次为1疗程。（图7-60、图7-61、图7-62）

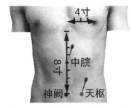
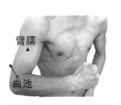
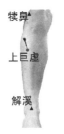

图7-60 温针灸中脘、天枢　　图7-61 温针灸曲池　　图7-62 温针灸上巨虚

2. 痰湿内盛证

【主症】形盛体胖，身体重着，肢体困倦，胸膈痞满，痰涎壅盛，头晕目眩，口干不欲饮，嗜食肥甘醇酒，神疲嗜卧，苔白腻或白滑，脉滑。

【取穴】下脘、水分、丰隆、阴陵泉。

灸法

　　下脘、水分有和胃理气、通利水湿、消积导滞的作用，丰隆、阴陵泉是化痰利湿首选穴。下脘、水分2穴可用艾条回旋灸5～10分钟；丰隆、阴陵泉分别用艾条温和灸，灸5分钟左右。每日或隔日1次，10次为1疗程。（图7-63、图7-64）

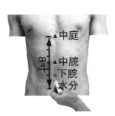
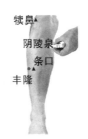

图7-63 回旋灸下脘、　　　图7-64 温和灸丰隆、
　　　 水分　　　　　　　　　　 阴陵泉

配穴　　腹部肥胖者，加天枢、外陵、大横、腹结；上臂肥胖者，加臂臑、臑会、消泺；大腿肥胖者，加伏兔、阴市、风市、中渎；小腿肥胖者，加委中、合阳、承筋、承山。可以在局部选2～4穴，施艾条回旋灸，根据面积大小、肥胖程度，灸10分钟左右。(图7-65、图7-66、图7-67)

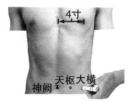
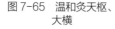
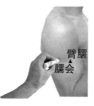
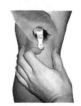

图7-65　温和灸天枢、大横　　　　图7-66　温和灸臑会　　　　图7-67　温和灸委中

3. 脾虚不运证

【主症】肥胖臃肿，神疲乏力，肢体困重，胸闷脘胀，四肢轻度浮肿，晨轻暮重，劳累后明显，饮食如常或偏少，既往多有暴饮暴食史，小便不利，便溏或便秘，舌淡胖，边有齿印，苔薄白或白腻，脉濡细。

【取穴】大横、水分、脾俞、足三里。

灸法　　大横属脾经，能通调肠腑，水分能清利水湿，二穴相配，相得益彰，脾俞、足三里有健脾益气、助运化之功。脾俞用中艾炷无瘢痕灸，或隔姜灸，灸7壮；大横、水分、足三里均可用艾条温和灸或温针灸，灸10～15分钟。每日1次，10次为1疗程。(图7-68、图7-69、图7-70、图7-71、图7-72、图7-73)

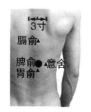

图7-68　无瘢痕灸
脾俞

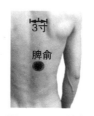

图7-69　隔姜灸
脾俞

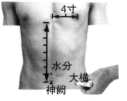

图7-70　温和灸水分、
大横

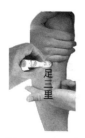

图7-71　温和灸
足三里

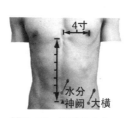

图7-72　温针灸水分、
大横

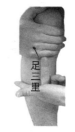

图7-73　温针灸
足三里

4. 脾肾阳虚证

【主症】形体肥胖，颜面虚浮，神疲嗜卧，气短乏力，腹胀便溏，自汗气喘，动则更甚，畏寒肢冷，下肢浮肿，夜尿频数，舌淡胖，苔薄白，脉沉细。

【取穴】水分、脾俞、肾俞、关元。

灸法

　　脾俞、肾俞、关元有健脾温肾之功，水分能化气行水，适用于脾肾阳虚、水气内停之肥胖。脾俞、肾俞用大艾炷无瘢痕灸，脾俞也可隔姜灸，肾俞也可隔附子饼灸，灸7壮左右；水分、关元分别用艾条温和灸，灸10~15分钟，每日1次，10次为1疗程。（图7-74、图7-75、图7-76、图7-77）

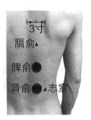

图 7-74 无瘢痕灸脾俞、肾俞

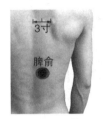

图 7-75 艾炷隔姜灸脾俞

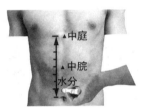

图 7-76 艾条温和灸水分

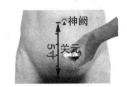

图 7-77 艾条温和灸关元

 配穴

　　阳虚嗜卧者，加申脉、照海，用艾条温和灸，灸10～15分钟；神疲乏力者，加气海、足三里，用艾条温和灸，灸15分钟左右；表虚自汗者，加合谷、复溜，用艾条温和灸，灸10分钟左右。（图7-78、图7-79、图7-80）

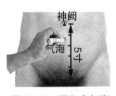

图 7-78 温和灸气海

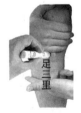

图 7-79 温和灸足三里

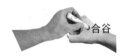

图 7-80 温和灸合谷

　　肥胖对人体健康危害极大，会诱发或并发许多疾病，一旦形成肥胖，应积极治疗，持之以恒。肥胖患者饮食宜清淡，忌肥甘醇酒厚味，多食富含粗纤维、维生素的蔬菜、水果，适当补充蛋白质，宜低糖、低脂、低盐，养成良好的饮食习惯，忌多食、暴饮暴食、忌食零食。适当参加体育锻炼或体力劳动，运动不可太过，贵在循序渐进、持之以恒。

　　肥胖多为本虚标实之证，既有脾肾阳气不足的一面，又有痰湿内壅的一面，临证需辨明标本虚实，合理选择治疗方法，除灸法外，可选毫针、拔罐、耳针、皮内针、火针、芒针、电针、穴位注射等方法，也可配合按摩、气功锻炼。

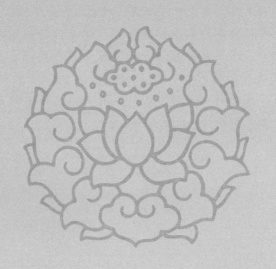

第八章

血液系统疾病艾灸疗法

缺铁性贫血

一、概述

缺铁性贫血指由于缺铁引起的小细胞低色素性贫血。其病因主要是铁摄入不足、吸收障碍及丢失过多。临床常表现为疲倦乏力、头晕耳鸣、心悸气促、纳差、面色苍白，以及口腔炎、舌炎、口角炎、毛发干枯脱落、皮肤干燥、指（趾）甲薄脆、精神行为异常，或消化性溃疡、肿瘤、肠道寄生虫感染、痔疮、月经不调等原发病加重。

缺铁性贫血属于中医的"虚劳""虚损""血证""血虚""萎黄""黄胖""黄肿""眩晕"等范畴。

二、证候表现及灸法治疗

缺铁性贫血中医辨证常见脾胃虚弱、心脾两虚、肝肾阴虚、脾肾阳虚等证型。

灸法有较好的改善贫血的作用，但必须先明确病因，灸法治疗的同时应采取有针对性的药物治疗。

1. 脾胃虚弱证

【主症】面黄少华或淡白，食欲不振，神倦乏力，便溏，唇舌色淡，苔薄，脉弱。

【取穴】脾俞、胃俞、足三里、血海。

灸法

　　脾俞、胃俞为脾胃之俞穴，足三里为胃腑下合穴，以上三穴均有健脾和胃、益气养血之功；血海属脾经，有养血和血的功效。四穴合用可调理脾胃，使气旺血和。脾俞、胃俞用大艾炷隔姜灸，借助生姜之辛温，以鼓舞脾胃之阳气，二穴各灸7壮；血海、足三里用艾条温和灸，每穴灸10～15分钟。每日1次，10次为1疗程，视病情变化继续治疗，疗程间隔3～5天（图8-1、图8-2、图8-3）。

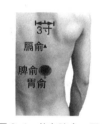　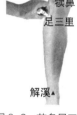　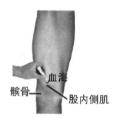

图8-1　艾灸脾俞、胃俞　　图8-2　艾灸足三里　　图8-3　艾灸血海

配穴

　　食欲不振者，加中脘；便溏者，加阴陵泉；月经过多者，加隐白。均可用艾条施温和灸10～15分钟。（图8-4、图8-5、图8-6）

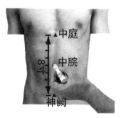　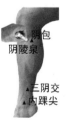　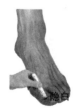

图8-4　艾灸中脘　　图8-5　艾灸阴陵泉　　图8-6　艾灸隐白

【主症】面色萎黄或淡白，倦怠无力，食少纳呆，心悸气短，头晕，口唇黏膜苍白，发焦易脱，爪甲色淡，舌质淡胖，苔薄，脉虚细。

【取穴】脾俞、心俞、足三里、血海。

灸法

　　脾俞、心俞为脾心之俞穴，有健脾养心、益气养血的功效，心俞用大艾炷无瘢痕灸，脾俞用大艾炷隔姜灸，均灸7壮；足三里为胃腑下合穴，可健脾益胃、生气血之化源，血海属脾经，为治血病之要穴，血海、足三里分别用艾条温和灸，每穴灸10~15分钟。每日灸1次，10次为1疗程，疗程间隔3~5天。（图8-7、图8-8、图8-9）

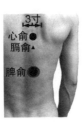 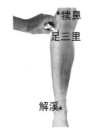 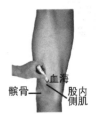

图8-7　艾灸心俞、脾俞　　图8-8　艾灸足三里　　图8-9　艾灸血海

配穴

　　心悸者，加内关；失眠者，加神门；食欲不振者，加中脘。均施艾条温和灸10~15分钟。（图8-10、图8-11）

艾灸
疗法治百病

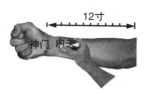
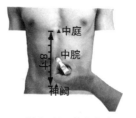

图 8-10　艾灸内关、神门　　　　图 8-11　艾灸中脘

3. 肝肾阴虚证

【主症】头晕耳鸣，腰膝酸软，颧红，潮热盗汗，口舌干燥，肌肤不泽，指甲枯脆，舌红，少苔，脉细数。

【取穴】肝俞、肾俞、太溪、三阴交。

灸法

肝俞、肾俞为肝肾之俞穴，有滋补肝肾、养血益精的功效，可用小艾炷无瘢痕灸，灸3~5壮；太溪、三阴交有滋补肾阴的作用，三阴交、太溪用艾条温和灸，灸5分钟。隔日灸1次，10次为1疗程，疗程间隔3~5天。（图8-12、图8-13）

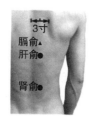
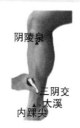

图 8-12　艾灸肝俞、肾俞　　　　图 8-13　艾灸三阴交、太溪

配穴

盗汗者，加阴郄、复溜；肌肤甲错者，加血海。均可选用艾条温和灸，灸3~5分钟。（图8-14、图8-15、图8-16）

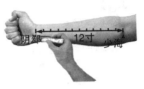
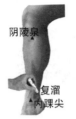
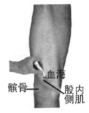

图 8-14　艾灸阴郄　　　图 8-15　艾灸复溜　　图 8-16　艾灸血海

4. 脾肾阳虚证

【主症】面色、口唇淡白，畏寒肢冷，食少便溏，消瘦或浮肿，
　　　　自汗神疲，舌质淡胖，脉沉细。

【取穴】脾俞、肾俞、命门、关元。

灸法

　　　脾俞为脾之俞穴，有健脾益气的功效，肾俞、命
门、关元是临床温补肾阳的首选穴，脾俞用大艾炷隔
姜灸，灸7～14壮；命门、肾俞均位于第二腰椎棘突
水平，用温灸盒灸，灸10～15分钟；关元用大艾炷
隔附子饼灸，灸7～14壮，借附子之辛热，以加强温
补脾肾的功效。每日灸1～2次，10次为1疗程，第二
疗程视病情可减为每日1次。（图8-17、图8-18）

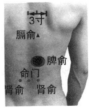
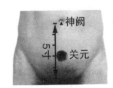

图 8-17　艾灸脾俞、肾俞、命门　　　图 8-18　艾灸关元

便溏者，加水分，用艾条温和灸15分钟；畏寒肢冷者，加腰阳关，施温灸盒灸10~15分钟；浮肿、尿少者，加水道，用艾条施温和灸15分钟。（图8-19、图8-20）

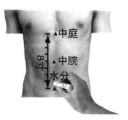

图8-19　艾灸水分

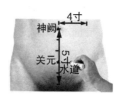

图8-20　艾灸水道

小贴士

缺铁性贫血的治疗，首先要明确病因：营养不良者应改善饮食；大便潜血患者要及时手术根治；月经过多者应调理月经；肠道寄生虫感染者应驱虫。平时要多进食富含铁的食物，如动物肝脏、猪瘦肉、蛋黄、芝麻、紫菜、木耳、海带等，不要偏食、节食。缺铁性贫血患者要定期复查血常规。

灸法对缺铁性贫血有较好疗效，尤其是脾胃虚弱、脾肾阳虚和心脾两虚等证型，疗效明显。缺铁性贫血的治疗除灸法外还可选用毫针刺法、拔罐、耳针、火针，及穴位注射、贴敷、磁疗、照射等。

再生障碍性贫血

一、概述

再生障碍性贫血是由多种原因引起的骨髓造血功能衰竭，呈全血细胞减少的一组综合征。临床常见面色苍白、周身乏力、头晕、心悸气短等贫血症状，多数患者有呼吸道、消化道、泌尿生殖系统及皮肤、黏膜感染，出现高热，并见皮肤、口腔黏膜、鼻、牙龈、眼结膜出血，以及呕血、咯血、便血、血尿、阴道出血、眼底出血和颅内出血等。

再生障碍性贫血属中医学"虚劳""虚损""内伤发热""血证""血虚"等范畴。

二、证候表现及灸法治疗

中医将再生障碍性贫血分为热毒壅盛、心脾两虚、脾肾阳虚、肾阴虚、阴阳两虚等证型。

灸法治疗再生障碍性贫血需要较长时间，因此要坚持不懈。

1. 心脾两虚证

【主症】神疲乏力，食欲不振，心悸怔忡，夜寐欠安，面色苍白，唇甲色淡，或见衄血、女子月经淋漓不断等症状，舌淡，苔白，脉细弱。

【取穴】心俞、脾俞、足三里、血海。

灸法

脾俞、足三里有健脾益气、生血统血的作用，心俞、血海有补益心血的作用。心俞用中艾炷做无瘢痕灸，脾俞施中艾炷隔姜灸，各灸7壮；血海、足三里分别用艾条温和灸，每穴灸10~15分钟。每日灸1次，10次为1疗程，疗程间隔3~5天。（图8-21、8-22、8-23）

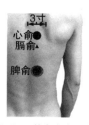
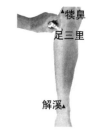
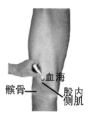

图 8-21　艾灸心俞、脾俞　　图 8-22　艾灸足三里　　图 8-23　艾灸血海

配穴

心悸者，加内关；失眠者，加神门，均选艾条温和灸，灸10～15分钟。（图8-24）

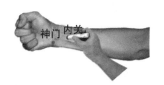

图 8-24　艾灸内关、神门

2. 脾肾阳虚证

【主症】腰酸背痛，神疲乏力，心悸气短，唇甲色淡，面色苍白，形寒肢冷，食少纳呆，或有便溏，夜尿频多，面浮肢肿，伴有轻度出血，舌质淡，有齿痕，苔白，脉沉细无力。

【取穴】脾俞、命门、肾俞、腰阳关。

灸法

脾俞为脾之俞穴，可健脾益气、养血摄血，用大艾炷做无瘢痕灸，灸7～14壮；命门、肾俞、腰阳关有温肾壮腰、培元固本的作用，为临床治疗阳虚证之首选穴，用大号温灸盒，暴露以上3穴，灸10～15分钟。每日1～2次，10次为1疗程，视病情变化，可连续治疗，间隔3～5天。（图8-25）

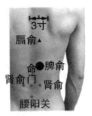

图8-25 艾灸脾俞、肾俞、命门、腰阳关

配穴

形寒肢冷者，加腰俞，用大艾炷隔附子饼灸，灸7～14壮；便溏者，加水分，用艾条施温和灸10～15分钟。（图8-26、图8-27）

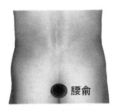

图8-26 艾灸腰俞

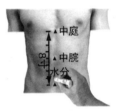

图8-27 艾灸水分

3. 肾阴虚证

【主症】腰膝酸软，眩晕耳鸣，面色无华，唇甲色淡，五心烦热，低热盗汗，或鼻衄、齿衄，女子月经淋漓不断，舌质淡，舌尖红，或有瘀点、瘀斑，少津，脉细数。

【取穴】太溪、水泉、三阴交、血海。

灸法

太溪、水泉分别为肾经的原穴、郄穴；三阴交为足三阴经交会穴，有益气摄血、补肝养血、滋补肾阴的功效；血海属脾经，有养血理血的作用。以上四穴分别用艾条温和灸，每穴灸3～5分钟。隔日灸1次，10次为1疗程。（图8-28、图8-29）

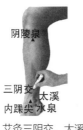

图 8-28　艾灸三阴交、太溪、水泉

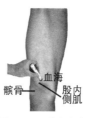

图 8-29　艾灸血海

配穴

　　盗汗者，加阴郄、复溜；鼻衄者，加鱼际、尺泽；齿衄者，加照海；月经淋漓不断者，加隐白，均可用艾条施温和灸，灸3~5分钟。（图8-30、图8-31、图8-32、图8-33、图8-34、图8-35）

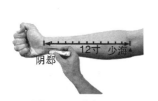

图 8-30　艾灸阴郄

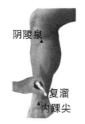

图 8-31　艾灸复溜

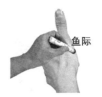

图 8-32　艾灸鱼际

图 8-33　艾灸尺泽

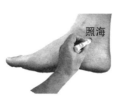

图 8-34　艾灸照海

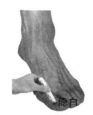

图 8-35　艾灸隐白

4. 阴阳两虚证

【主症】贫血、出血及发热反复发作，病程日久，腰膝酸软，神疲乏力，心悸气短，面色苍白，唇甲色淡，口干口渴，五心烦热，或有畏寒、夜尿频多，有轻度出血，舌质淡，苔白，脉沉细弱。

【取穴】太溪、三阴交、命门、关元。

灸法

太溪为肾经原穴，三阴交为足三阴经交会穴，二者相配，有补益肾阴的功效，用艾条温和灸，灸3~5分钟；命门、关元有温肾壮阳、培元固本的作用，命门用大艾炷无瘢痕灸，关元用大艾炷隔附子饼灸，各灸7壮。偏于阳虚者，每日灸治1次，偏于阴虚者，隔日1次，10次为1疗程，需要连续治疗者，疗程间隔3~5天。（图8-36、图8-37、图8-38）

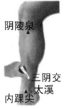
图8-36 艾灸三阴交、太溪

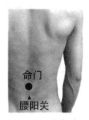
图8-37 艾灸命门

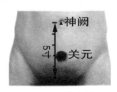
图8-38 艾灸关元

配穴

夜尿频多者，加中极，用艾条温和灸，灸10分钟左右。（图8-39）

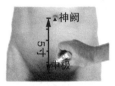
图8-39 艾灸中极

再生障碍性贫血患者的自我调护很重要，日常生活中要预防感染、避免出血；密切接触损害造血系统毒物者要加强防护措施；饮食上要进食清淡易消化、富有营养的食物；生活要有规律，情绪稳定，适当活动，避免劳累。定期复查血象。

灸法有温补作用，对于阳气不足类证候疗效明显，而热毒壅盛证常表现于再生障碍性贫血的急性发作期，不适宜用灸法治疗。心脾两虚、脾肾阳虚、肾阴虚、阴阳两虚等证还可用穴位贴敷、穴位磁疗、穴位理疗等方法治疗。

血小板减少性紫癜

一、概述

特发性血小板减少性紫癜是最为常见的血小板减少性紫癜。特发性血小板减少性紫癜是一组免疫介导的血小板过度破坏所致的出血性疾病，临床以广泛的皮肤、黏膜、内脏出血和血小板减少等为特征。特发性血小板减少性紫癜的发病因素可能与感染、免疫因素、脾脏功能、雌激素水平等有关。特发性血小板减少性紫癜临床可分为急性型和慢性型。急性型半数以上发生于儿童，起病急骤，有上呼吸道感染史，以皮肤、黏膜、或内脏出血为主要表现，严重者可见鼻出血、牙龈渗血、妇女月经量过多、吐血、咯血、便血、尿血、颅内出血等症状；慢性型主要见于成人，起病隐匿，出血多数较轻而局限，但易反复发生，同样表现为皮肤、黏膜、内脏出血。

特发性血小板减少性紫癜属中医血证、紫斑、肌衄、虚劳等范畴。

血小板减少性紫癜中医辨证常见血热妄行、阴虚血热、脾不统血和瘀血内阻等证型。

灸法对增强体质，提高免疫力有很好的帮助。

1. 血热妄行证

【主症】肌肤斑色鲜红或紫暗，甚或发黑，发热烦渴，起病急骤，尿赤便秘，或关节腰腹疼痛，舌红，苔黄，脉滑数或弦数。

【取穴】大椎、曲池、外关、合谷。

灸法

　　大椎属督脉，为退热要穴，有清热解表、扶正祛邪的功效，大椎本应先用艾条温和灸，后刺络拔罐，但因本病有出血倾向，故改为艾条雀啄灸，灸5分钟左右。曲池、合谷均属手阳明大肠经，可清热解表、调理气血；外关为三焦经的络穴，可疏风解表、清泄里热。以上三穴用艾条温和灸，每穴灸3~5分钟。隔日灸1次，10次为1个疗程。（图8-40、图8-41）

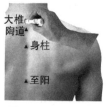

图8-40　艾灸大椎

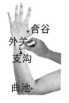

图8-41　艾灸曲池、外关、合谷

配穴

　　鼻衄者，加鱼际、尺泽，用艾条施雀啄灸5分钟；尿血者，加中极、照海，用艾条温和灸3~5分钟。（图8-42、图8-43、图8-44、图8-45）

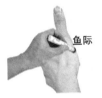

图8-42 艾灸鱼际

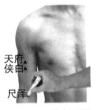

图8-43 艾灸尺泽

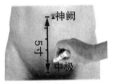

图8-44 艾灸中极

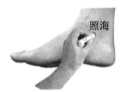

图8-45 艾灸照海

2. 阴虚血热证

【主症】肌肤斑色鲜红或紫暗，五心烦热，口干，潮热盗汗，起病缓慢，时发时止，头晕目眩，便秘，舌干红，少苔或无苔，脉细数。

【取穴】太溪、三阴交、交信、血海。

灸法

太溪为肾经原穴，三阴交为足三阴经交会穴，二穴相配，有养阴清热、益肾补虚的功效；交信为阴跷脉之郄穴，郄穴长于治疗血证，交信临床治疗崩漏、尿血、便血效果明显；血海可养血、止血、活血。血海、三阴交用艾条温和灸，灸3~5分钟，灸5次，然后换交信、太溪，用艾条温和灸，灸3~5分钟，灸5次。隔日灸1次，10次为1疗程。（图8-46、图8-47、图8-48）

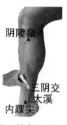
图 8-46　艾灸三阴交、太溪

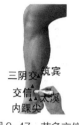
图 8-47　艾灸交信

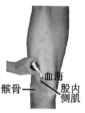
图 8-48　艾灸血海

配穴

　　　潮热者，加陶道；心烦者，加阴郄；盗汗者，加复溜；咯血者，加鱼际；牙龈出血者，加照海。均可用艾条施温和灸5分钟左右。（图8-49、图8-50、图8-51、图8-52、图8-53）

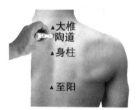
图 8-49　艾灸陶道

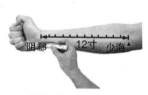
图 8-50　艾灸阴郄

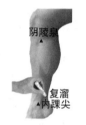
图 8-51　艾灸复溜

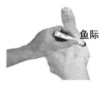
图 8-52　艾灸鱼际

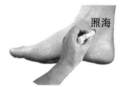
图 8-53　艾灸照海

3. 脾不统血证

【主症】肌肤斑色淡红，神疲乏力，气短，病程较长，时发时止，面色苍白或萎黄，头晕，自汗，食少，便溏，舌淡，苔白，脉细弱。

【取穴】脾俞、足三里、气海、膈俞。

灸法

　　脾俞、足三里、气海有健脾益气、扶正培元、统血摄血的作用；膈俞为血会，既有活血化瘀的作用，又有养血和血的作用，是治疗血病的首选穴。脾俞、膈俞用大艾炷无瘢痕灸，每穴灸7壮；气海、足三里分别用艾条温和灸，每穴灸10~15分钟。每日灸1次，10次为1疗程。（图8-54、图8-55、图8-56）

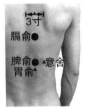
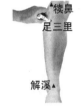
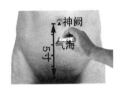

图8-54　艾灸脾俞、膈俞　　图8-55　艾灸足三里　　图8-56　艾灸气海

配穴

　　便血者，加承山，施艾条温和灸10~15分钟；月经过多者，加气海、隐白，施艾条温和灸10~15分钟。（图8-57、图8-58、图8-59）

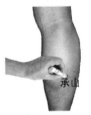
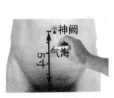
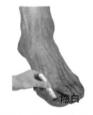

图8-57　艾灸承山　　　图8-58　艾灸气海　　　图8-59　艾灸隐白

4. 瘀血内阻证

【主症】肌肤斑色紫黑，面色晦暗或唇指青紫，心悸失眠，胸或腰腹固定疼痛，舌质紫暗或有瘀斑，脉涩。

【取穴】膈俞、次髎、血海、三阴交。

次髎属足太阳经，膈俞为血会，血海属脾经，三穴均有活血化瘀的作用；三阴交为足三阴经交会穴，可调理肝、脾、肾三脏功能。膈俞、次髎用小艾炷无瘢痕灸，每穴灸3～5壮，艾炷如黄豆大；血海、三阴交用艾条温和灸，每穴灸3～5分钟。隔日灸1次，10次为1疗程。（图8-60、图8-61、图8-62、图8-63）

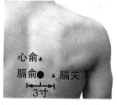

图 8-60　艾灸膈俞

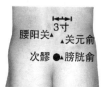

图 8-61　艾灸次髎

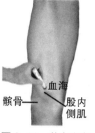

图 8-62　艾灸血海

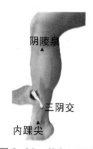

图 8-63　艾灸三阴交

配穴

心悸者，加内关；失眠者，加神门；固定疼痛、夜间尤甚者，加阿是穴。均可施艾条温和灸3～5分钟。（图8-64）

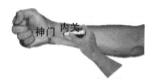

图 8-64　艾灸内关、神门

小贴士

血小板减少性紫癜患者要注意休息，避免过度劳累，同时要适当加强运动，提高自身免疫力；注意精神调摄，消除其紧张、恐惧、忧虑等不良情绪；平素进食宜清淡，多食易消化、富有营养的食物，忌食辛辣香燥、油腻之品，戒除烟酒。严密观察病情的变化，若出现急性出血，应及时救治，以防产生厥脱之证。

灸法及穴位贴敷、穴位照射、穴位磁疗对脾不统血之血小板减少性紫癜有较好疗效。此病为出血性疾病，一般不采用创伤性治疗。出现急性内脏出血、颅内出血，应中西医结合诊治。

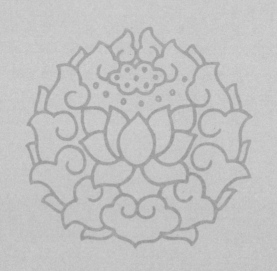

第九章

神经系统疾病艾灸疗法

三叉神经痛

一、概述

三叉神经痛是原发性三叉神经痛的简称，表现为三叉神经分布区内短暂的反复发作性剧痛。其病因及发病机制仍在探讨之中。成年及老年人多见，40岁以上患者占70%～80%，女性略多于男性。常局限于三叉神经一或二支分布区，以上颌支、下颌支多见。发作时表现为以面颊上下颌及舌部明显的剧烈电击样、针刺样、刀割样或撕裂样疼痛，持续数秒至1～2分钟，突发突止，间歇期完全正常。患者口角、鼻翼、颊部或舌部为敏感区，轻触即可诱发，称为扳机点。诱发第二支疼痛发作多因碰及触发点如洗脸、刷牙等，诱发第三支发作多因咀嚼、呵欠和讲话等，以致患者不敢做这些动作，从而影响正常的生活和工作。

病程呈周期性，发作可为数日、数周或数月不等，缓解期如常人。随着病程迁延发作次数将逐渐增多，发作时间延长，间歇期缩短，甚至为持续性发作，很少自愈。患者主要表现因恐惧疼痛不敢洗脸、刷牙、进食，面部口腔卫生差、面色憔悴、情绪低落，甚至有自杀趋向。

三叉神经痛应归属于中医学"面痛"的范畴。

二、证候表现及灸法治疗

中医将本病分为风寒证、肝火亢盛证、胃火上攻证、气滞血瘀四型。

1. 风寒证

【主症】面侧呈短阵性刀割样剧痛，每因冷天或感风寒发作或加重，头面畏寒喜热，面肌抽掣，有紧缩感，四末厥冷或冷麻，舌苔薄白，脉浮紧或沉迟。

【取穴】风池、合谷。

灸法

　　温针灸。采用针灸针针刺风池、合谷穴，风池为祛散风邪的要穴，合谷主治头面疾病。行提插捻转强刺激法，留针过程中将长约1.5厘米的艾条粒一端点燃，向下插入面部针灸针的尾部，通过针体将艾条的温通作用传递到患处，燃尽后可更换新的艾条粒，每次施灸2～4穴，每穴1～2粒，每日1次。（图9-1、图9-2）

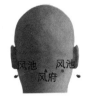

图9-1　艾灸风池

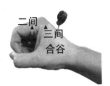

图9-2　艾灸合谷

配穴

　　第一支疼痛者加患侧太阳、阳白、头维穴；第二支痛可针刺四白、下关、颧髎穴；第三支疼痛可针刺颊车、地仓、承浆穴。（图9-3、图9-4、图9-5）

图9-3　艾灸阳白、
太阳、头维

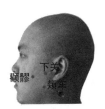

图9-4　艾灸颧髎、
下关、颊车

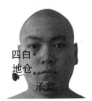

图9-5　艾灸地仓、
承浆、四白

2. 肝火亢盛证

【主症】患侧呈频繁之阵发性电击样疼痛，疼时面红目赤，烦躁易怒，怒则发作或加重，胁肋胀痛，口苦口干，溲赤便秘，舌质红，苔黄，脉弦数。

【取穴】合谷、太冲、阳白、下关、颊车。

雀啄灸。合谷配太冲，谓之"开四关"，能清泄表里之热、镇静安神，以上两穴均可用清艾条做雀啄灸，灸3~5分钟。每日1次，10次为1疗程。其他穴位均为三叉神经分支上的取穴。（图9-6、图9-7、图9-8、图9-9）

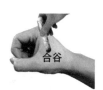

图9-6 艾灸合谷

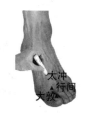

图9-7 艾灸太冲

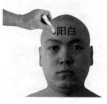

图9-8 艾灸阳白

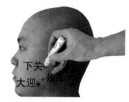

图9-9 艾灸下关、颊车

3. 胃火上攻证

【主症】面颊呈短阵性剧痛，其痛如灼，昼轻夜重，遇热诱发，牙痛似脱，龈肿口臭，胃脘灼痛，口渴喜饮，便干溲黄，舌质红，苔黄，脉滑数。

【取穴】合谷、内庭、曲池。

 灸法

雀啄灸。曲池、内庭均有泄胃热的作用。以上三穴均可用清艾条做雀啄灸，灸3~5分钟。每日1次，10次为1疗程。（图9-10、图9-11、图9-12）

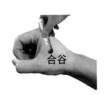

图 9-10　艾灸合谷

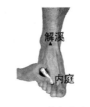

图 9-11　艾灸内庭

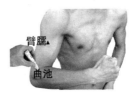

图 9-12　艾灸曲池

>
> 三叉神经痛是一种很痛苦、非常顽固的疾病，有人说它是"天下第一痛"或者是"不死的癌症"。患者可配合卡马西平、苯妥英钠等药物止痛，严重者也可选择封闭治疗、三叉神经半月节射频毁损术、微血管减压术等。平时饮食宜清淡，选择质软、易嚼食物；保持精神愉快，避免精神刺激；起居规律，适当参加体育运动，锻炼身体，增强体质；注意头、面部保暖，避免局部受冻、受潮；尽量避免触及"触发点"。

面神经炎

一、概述

面瘫在西医学中称为特发性面神经麻痹、面神经炎是指茎乳孔内非化脓性炎症所引起的周围性面神经麻痹。临床表现主要是患侧面部表情麻痹，如眼睑闭合不全，口角歪向健侧，有的伴有下颌角或耳后疼痛。本病可发生于任何年龄和任何季节，但以青年为多。

对于本病的确切病因目前尚不清楚。由于部分患者发病前有局部受风、着凉或有上呼吸道感染病史，因此，通常会被认为局部受风寒后，导致营养神经的血管发生痉挛，使局部神经组织出现缺血、水肿、受压而致病；或因病毒感染或感染引起的免疫反应使面神经发生肿胀。风湿性面神经炎则是因为茎乳突孔内的骨膜炎使面神经受压、肿胀、局部血循环障碍而致面神经麻痹。

本病的临床表现与中医学中风中的中络颇为相似，故其临床诊断应为中络，亦有称之为"面瘫""吊线风""口眼歪斜"的。

二、证候表现及灸法治疗

中医学将本病分为风寒及风热两型。

风寒型

【主症】多有面部受凉或电风扇对着一侧面部吹风过久等。一般无外感表证。起病突然，每在睡眠醒来时，发现一侧面部板滞、麻木、瘫痪，不能作蹙额、皱眉、露齿、鼓颊等动作；口角歪斜，漱口漏水，进餐时食物常常停滞于病侧齿颊之间；病侧额纹、鼻唇沟消失，眼睑闭合不全，迎风流泪等症。病程延久，部分患者口角歪向病侧，名为"倒错"现象。

【取穴】阳白、下关、颧髎、颊车、地仓、合谷、翳风、风池。

灸法

"面口合谷收"，故取合谷，翳风和风池两个穴位均有祛风散寒作用，其他穴位均为局部取穴。可采用清艾条温和灸或回旋灸，每穴3~5分钟，隔日1次，10次为1个疗程。（图9-13、图9-14、图9-15、图9-16、图9-17）

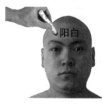

图9-13 艾灸阳白

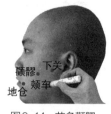

图9-14 艾灸颧髎、下关、颊车、地仓

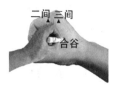

图9-15 艾灸合谷

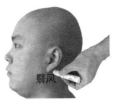
图 9-16 艾灸翳风

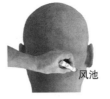
图 9-17 艾灸风池

小贴士

常可配合口服皮质类固醇、B族维生素、阿昔洛韦等药物；注意脸部保暖防风，保护眼睛，患侧咀嚼口香糖锻炼肌肉等；起居规律，饮食宜清淡、营养，禁烟酒等。约80%患者可在数周或1~2个月内恢复，年轻患者预后好。若发病2周左右进行肌电图检查，对判断预后及可能恢复的能力有帮助。

若1个月后面瘫症状未明显缓解，即"久病入络"，需施用刺络放血方法。一般在患侧太阳、地仓穴处，用三棱针点刺2~3下后配合闪走罐，每穴5次左右，隔日1次，达到打通局部的经络，活血化瘀的作用。

面肌痉挛

一、概述

面肌痉挛亦称为面肌抽搐，是指一侧面部肌肉间断性不自主阵挛性抽动或无痛性强直。其病因未明，发病机制推测为面神经异位兴奋或伪突触传导所致。多在中年以后起病，女性较多。发病早期多为眼轮匝肌间歇性抽搐，后逐渐缓慢扩散至一侧面部其他面肌，以口角部肌肉抽搐最为明显，严重者可累及同侧颈阔肌。紧张、疲劳、自主运动时抽搐加剧，入睡后停止，两侧面肌均有抽搐者甚少见。少数患者病程晚期可伴患侧面肌轻度瘫痪。一次抽搐短则数秒，长至十余年，间歇期长短不定，患者感到心烦意乱，无法安心工作或学习，严重影响着身心健康。

面肌痉挛属于中医学"瘈疭"的范畴。

二、证候表现及灸法治疗

中医将本病分为风寒袭络、风热郁络、风痰阻络、肝胆湿热、肝郁气滞、气血虚弱、肝肾阴虚，虚风内动等7型。

1. 风寒袭络证

【主症】面肌紧张或面部神经拘挛、抽搐、跳动，伴有患侧恶风恶寒，发热，头身疼痛，鼻塞，流涕，痰吐稀薄色白，口不渴或渴喜热饮，舌淡苔薄白而润，脉浮或浮紧。

【取穴】阳白、下关、颧髎、颊车、地仓、合谷、翳风、风池。

灸法

"面口合谷收"，故取合谷，翳风和风池两个穴位均有祛风散寒作用，其他穴位均为局部取穴。可采用清艾条温和灸或回旋灸，每穴3~5分钟，隔日1次，10次为1个疗程。（图9-18、图9-19、图9-20、图9-21、图9-22）

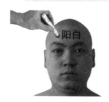

图9-18 艾灸阳白

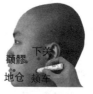

图9-19 艾灸颧髎、下关、颊车、地仓

图9-20 艾灸合谷

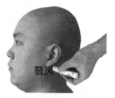

图9-21 艾灸翳风

图9-22 艾灸风池

2. 气血虚弱证

【主症】面肌痉挛，汗出恶风，体倦乏力，舌淡苔薄，脉浮大无力。

【取穴】脾俞、气海、足三里、阳白、颧髎、地仓。

灸法

脾俞、气海、足三里三穴为补益气血的要穴，重灸之。其他均为局部取穴，用温和灸即可疏通局部气血。每穴灸5分钟，隔日1次，6次1个疗程。（图9-23、图9-24、图9-25、图9-26、图9-27、图9-28）

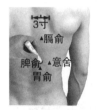

图9-23　艾灸脾俞

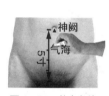

图9-24　艾灸气海

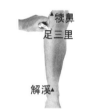

图9-25　艾灸足三里

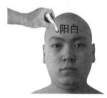

图9-26　艾灸阳白

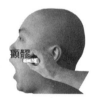

图9-27　艾灸颧髎

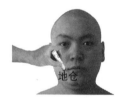

图9-28　艾灸地仓

3. 肝肾阴虚，虚风内动证

【主症】面肌痉挛或麻木弛缓，头晕头痛，肢体麻木，耳鸣目糊，性情急躁，腰膝酸软，或面红目赤心烦。患者多伴有高血压。舌红苔黄，脉弦细数或弦硬而长。

【取穴】肝俞、肾俞、太溪、三阴交、颧髎。

　　肝俞、肾俞、太溪、三阴交四个穴位是滋补肝肾之阴的常用穴位，从本而治；再配合局部取穴，共同起到滋阴息风，缓解痉挛的作用。（图9-29、图9-30、图9-31、图9-32）

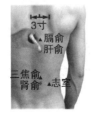

图9-29　艾灸肝俞、肾俞

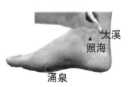

图9-30　艾灸太溪

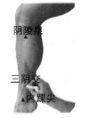

图9-31　艾灸三阴交

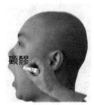

图9-32　艾灸颧髎

小贴士

　　面肌痉挛患者应避免偏瘫局部面肌的过度刺激，勿经常擦脸。面瘫患者用手按摩瘫痪的面肌时，勿太过剧烈，以减少后遗症的发生。平时需多食新鲜蔬菜、水果、粗粮、豆类和鱼类，适当增加维生素B族的摄入。保持心情愉悦，劳逸适度，减少外界刺激，如电视、电脑、紫外线等。勿用冷水洗脸，遇风雨寒冷时，注意头面部保暖。

　　对于面肌痉挛还有口服镇静、安定和抗癫痫药物，A型肉毒毒素注射及手术治疗等，但均存在继发性面瘫、需反复治疗、复发率高、副作用大等风险，其选择需慎重。

脑梗死后遗症

一、概述

脑梗死又称缺血性脑卒中，是指各种原因所致脑部血液供应障碍，导致脑组织缺血、缺氧性坏死，出现相应神经功能缺损。依据其发病机制和临床表现，通常分为脑血栓形成、脑栓塞、腔隙性脑梗死。多见于45～70岁中老年人，尤其是有高血压、冠心病、糖尿病、体重超重、高脂血症、家族史的人群多发。起病突然，常于安静休息或睡眠时发病。起病在数小时或1～2天内达到高峰。病程半年以上，残留的症状称为后遗症。头颅CT、MRI等可以辅助检查、明确病位。

本病在中医学中属于"中风""卒中"的范畴。

二、证候表现及灸法治疗

【主症】脑梗死后遗症最常见的三大表现为半身不遂、言语不利和口眼歪斜。

【取穴】半身不遂：肩髃、曲池、合谷、血海、委中、足三里。

温和灸。术者立于患者身侧，将艾条的一端点燃，对准应灸的腧穴部位，约距离皮肤2～3厘米，进行熏烤，使患者局部有温热感而无灼痛为宜，每穴灸15~20分钟，灸至以患者感觉舒适，局部皮肤潮红为度，每日灸1~2次。（图9-33、图9-34、图9-35、图9-36、图9-37、图9-38、图9-39、图9-40）

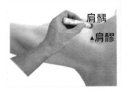

图 9-33　艾灸肩髃

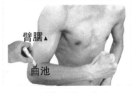

图 9-34　艾灸曲池

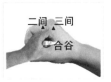

图 9-35　艾灸合谷

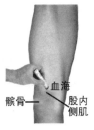

图 9-36　艾灸血海

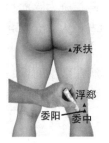

图 9-37　艾灸委中

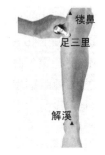

图 9-38　艾灸足三里

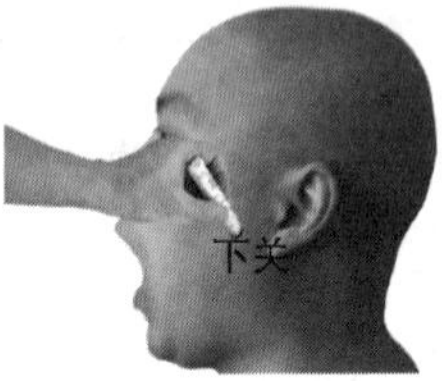

图 9-39　艾灸下关

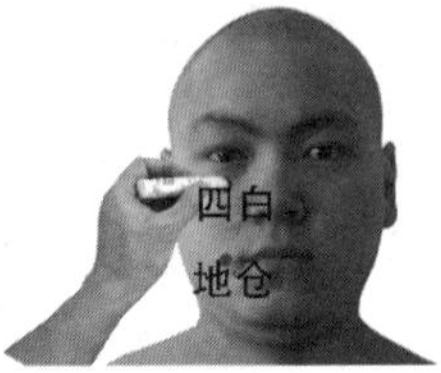

图 9-40　艾灸四白、地仓

配穴

　　言语不利或吞咽困难者可以用三棱针点刺舌下金津、玉液穴，刺络放血，每周1~2次。后遗症期亦可取肝俞、脾俞、肾俞、足三里、太溪、关元、气海等穴进行艾条温和灸，每穴5分钟，每日1次。

艾灸
疗法治百病

>
>
> 急性期时要改善脑循环，防治脑水肿，治疗合并症。进行改善脑部血循环、溶血栓疗法、高压氧治疗、调节血压，控制高血脂，高血糖等。同时还应配合康复治疗，积极进行功能锻炼。昏迷病人注意保持呼吸道通畅，及时吸痰，翻身拍背，活动肢体，预防肺炎和褥疮发生。饮食应低盐、低脂，营养且易消化；调节情绪，勿急躁；戒烟酒等。

癫痫

一、概述

癫痫是多种原因导致的脑部神经元高度同步化异常放电的临床综合征，临床表现具有发作性、短暂性、重复性和刻板性的特点。异常放电神经元的位置不同及异常放电波及的范围差异，导致患者的发作形式不一，可表现为感觉、运动、意识、精神、行为、自主神经功能障碍或兼有之。临床上每次发作或每种发作的过程称为痫性发作，一个患者可有一种或数种形式的痫性发作。

本病在中医学中称为"痫证"。

二、证候表现及灸法治疗

1. 实证

【主症】病程短，发作时突然昏倒不省人事，手足抽搐，两目上视，牙关紧闭，角弓反张，苔白腻，脉弦滑。

2. 虚证

【主症】病程长，多为发作日久，抽搐强度减弱，神疲乏力，头晕目眩，腰膝酸软，食少痰多，舌淡脉弱。

【取穴】缓解期：鸠尾、百会、大椎、身柱、神道、膈俞、三阴交、足三里。

灸法　　　　鸠尾为任脉的络穴，古书记载能治"五痫"，有清神宁心的功效。百会、大椎、身柱、神道、膈俞穴分布于头部及脊柱附近，督脉入络于脑，具有协调阴阳、调理逆乱、息风醒脑的作用。三阴交、足三里为调理肝脾肾的特效穴，艾灸温通更添补益之功。通过艾灸温和灸施术，每穴5分钟，每日1次，一个月为1个疗程。（图9-41、图9-42、图9-43、图9-44、图9-45、图9-46）

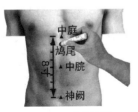

图9-41　艾灸鸠尾

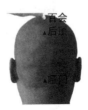

图9-42　艾灸百会

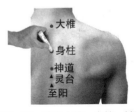

图9-43　艾灸大椎、身柱、神道

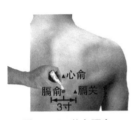

图9-44　艾灸膈俞

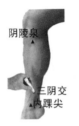

图9-45　艾灸三阴交

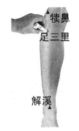

图9-46　艾灸足三里

配穴 发作期时可以以较大力量掐压人中、双侧内关穴，刺激患者觉醒，缓解痉挛。

小贴士 平时患者应注意预防已知的致病因素和诱发因素，避免过度劳累及精神刺激。饮食应适当限制碳水化合物、钾的摄入，增加镁的摄入，不宜偏食辛辣、油腻食物。宜戒烟酒，适当体育锻炼增强体质。不宜从事高空、水上、驾驶等工作，以免发生意外。发作时应除去假牙，保护舌头，保持呼吸道通畅，以免窒息。

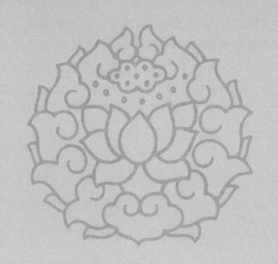

第十章

骨伤科疾病艾灸疗法

落枕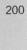

一、概述

落枕多由睡眠姿势不良，或枕头过高、过低或过硬，头颈长时间处于过度偏转的位置，或寒冷刺激，致使一侧颈部肌肉（斜方肌、胸锁乳突肌、肩胛提肌等）长时间过度牵拉而痉挛，发生静力性损伤。临床常见晨起突感一侧胸锁乳突肌扭伤，僵硬疼痛，头颈向一侧呈斜颈外转，头颈活动不利，颈项部肌肉有压痛，可触及条索状硬结，重者可合并斜方肌症状，出现耸肩现象，肩胛提肌扭伤者，肩胛骨内上方有压痛，且在颈前屈、后伸、向健侧旋转时加重疼痛。落枕起病较快，病程较短，2～3天即能缓解，1周内多能痊愈。

落枕中西医同名。

二、证候表现及灸法治疗

落枕是日常生活中的常见病、多发病，突发的落枕影响颈部活动，造成诸多不便，需患者积极配合治疗。

1. 风寒阻络证

【主症】颈项肩背酸痛，拘紧麻木，起病较快，病程较短，2～3天即能缓解，一周内多能痊愈，可见头痛、恶风怕冷，舌淡，苔白，脉浮紧。

【取穴】阿是穴、天柱、大椎、后溪。

灸法

　　阿是穴可疏通颈背部经气而止痛，用艾条施温和灸5~10分钟；天柱可调畅颈部经脉气血，通经止痛，用艾条施雀啄灸5分钟；大椎属督脉，有温经散寒止痛之功，用中艾炷无瘢痕灸，灸7壮；后溪为足太阳经穴，可通经止痛，用艾条施温和灸5~10分钟。隔日1次，10次为1疗程。（图10-1、图10-2、图10-3）

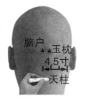

图10-1　艾灸天柱

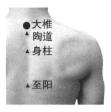

图10-2　艾灸大椎

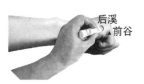

图10-3　艾灸后溪

配穴

　　痛及督脉者，加陶道、身柱；痛及足太阳经者，加大杼、风门；痛及手太阳经者，加肩中俞、肩外俞；以上腧穴均用中艾炷隔姜灸，各灸7壮；痛及手、足少阳经者，加外关、阳陵泉，用艾条施温和灸，灸5~10分钟。（图10-4、图10-5、图10-6）

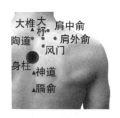

图10-4　艾灸陶道、身柱、大杼、风门、肩外俞、肩中俞

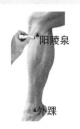

图10-5　艾灸阳陵泉

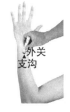

图10-6　艾灸外关

2. 气滞血瘀证

【主症】晨起颈项酸痛，活动不利，头部歪向患侧，活动时疼痛加剧，局部压痛明显，有时可触及硬结，舌暗，脉弦。

【取穴】阿是穴、落枕、外关、阳陵泉。

阿是穴位于痛点，可行气化瘀止痛，用艾条施温和灸5～10分钟；落枕为经外奇穴，因治疗落枕显效而得名，落枕穴可通调经脉气血而止痛，外关为手少阳经络穴，可通经止痛，阳陵泉为足少阳经合穴，可舒筋活络止痛，以上三穴均可用温针灸，先针刺，得气后在针尾部加3厘米长艾条点燃。隔日1次，10次为1疗程。（图10-7、图10-8、图10-9）

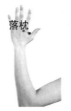
落枕

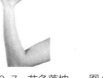
外关
支沟

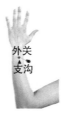

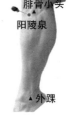
腓骨小头
阳陵泉
外踝

图10-7　艾灸落枕　　　图10-8　艾灸外关　　　图10-9　艾灸阳陵泉

配穴

肩部有条索样硬结者，加阿是穴，用温和灸，灸5～10分钟。

小贴士

平素应避免不良的睡眠姿势，枕头不宜过高、过低或过硬；睡眠时不要贪凉，以免受风寒侵袭；落枕后尽量保持头部于正常体位，以松弛颈部的肌肉，并辅以热水袋、电热手炉、热毛巾等局部热敷，均可起到止痛作用。落枕是急性起病，仅为单纯性肌肉痉挛，及时治疗可缩短病程。落枕症状反复发作或长时间不愈的应与其他疾病引起的项背疼痛相鉴别，以便及早发现、及早治疗。

颈椎病

一、概述

颈椎病是由于颈椎间盘退行性变、急慢性损伤及先天性颈椎椎管狭窄等原因，导致脊髓、神经、血管损害而表现的相应症状和体征。颈椎病有以下四种基本类型：神经根型颈椎病，开始多为颈肩痛，短期内加重，并向上肢放射，皮肤可有麻木、过敏等感觉异常，头部、上肢姿势不当时可发生剧烈的闪电样锐痛，同时可有上肢肌力下降、手指动作不灵活；椎动脉型颈椎病，表现为眩晕，头痛，视觉障碍，突然卒倒，还可有不同程度的运动及感觉障碍，以及自主神经功能紊乱症状；交感神经型颈椎病，见头痛或偏头痛，头晕，恶心呕吐，视物模糊，视力下降，心律不齐，血压异常，出汗，耳鸣，听力下降，胃肠胀气等；脊髓型颈椎病，颈痛不明显，以四肢乏力，行走、持物不稳为最先出现的症状，随病情加重发生自下而上的上运动神经元性瘫痪。而临床上的混合型颈椎病则表现为两种或两种以上类型的颈椎病症状。

颈椎病涉及到中医学的"项强""眩晕""痿证"等范畴。

二、证候表现及灸法治疗

颈椎病临床可分为神经根型、椎动脉型、交感神经型、脊髓型和混合型等类型。

1. 神经根型

【主症】颈部僵硬，活动受限，单侧局限性痛，颈根部呈电击样向肩、上臂、前臂乃至手指放射，且有麻木感，或以疼痛为主，疼痛呈酸痛、灼痛或电击样痛，颈部后伸、咳嗽、甚至增加腹压时疼痛可加重，受压神经根皮肤节段分布区感觉减退，上肢沉重，肌力减退，酸软无力，持物易坠落。

【取穴】颈夹脊、大椎、手三里、后溪。

灸法

颈夹脊位于颈部，能疏通颈部经脉，可施用雀啄灸5分钟；大椎为督脉穴，可激发阳经经气，舒筋活络，用中艾炷无瘢痕灸，灸7壮；手三里为手阳明经穴，后溪为手太阳经穴，可疏通阳明、太阳经气，通络止痛，二穴均用艾条施温和灸5～10分钟。每日或隔日1次，10次为1疗程。（图10-10、图10-11、图10-12）

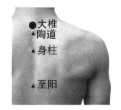

图10-10　艾灸大椎

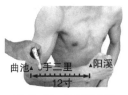

图10-11　艾灸手三里

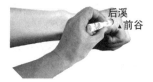

图10-12　艾灸后溪

配穴

拇指食指麻木者，加曲池、合谷；小指无名指麻木者，加少海、神门。均可用艾条温和灸5～10分钟。（图10-13、图10-14）

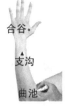

图10-13　艾灸曲池、合谷

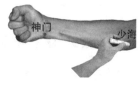

图10-14　艾灸内少海、神门

2. 椎动脉型

【主症】单侧颈枕部或枕顶部发作性头痛、视力减弱、耳鸣、听力下降、眩晕，可见猝倒发作，常因头部活动到某一位置时诱发或加重，头颈旋转时引起眩晕发作是本病的最大特点。

【取穴】风池、天柱、肩中俞、肩外俞。

灸法

　　风池为足少阳经穴，天柱为足太阳经穴，二穴均在项部，可疏通局部经气，通络止痛，用艾条施雀啄灸5分钟；肩中俞、肩外俞为手太阳经腧穴，可通经活络止痛，二穴均用中艾炷无瘢痕灸，灸7壮。每日或隔日1次，10次为1疗程。（图10-15、图10-16）

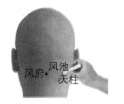

图10-15　艾灸风池、天柱

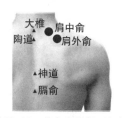

图10-16　艾灸肩外俞、肩中俞

配穴

　　恶心欲吐者，加内关，用艾条温和灸5~10分钟；局部压痛明显者，加阿是穴，亦用温和灸，灸5~10分钟。（图10-17）

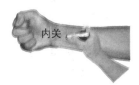

图10-17　艾灸内关

【主症】头痛或偏头痛，伴恶心、呕吐，颈肩部酸困疼痛，上肢发凉发绀，眼部视物模糊，眼窝胀痛，眼睑无力，瞳孔扩大或缩小，常有耳鸣、听力减退或消失，心前区持续性压迫痛或钻痛，心律不齐，心跳过速，头颈部转动时症状可明显加重，棘突受压可诱发或加重交感神经症状。

【取穴】华佗夹脊、三阴交、太溪、太冲、太白。

灸法

华佗夹脊，在第一胸椎至第五腰椎棘突下两侧，在横突间韧带和肌肉中，每穴都有相应椎体下方发出的脊神经内侧皮支及其伴行的动、静脉，胸1～5夹脊主治心肺、胸部及上肢疾患，胸5～12夹脊主治胃肠、脾、肝、胆疾病，腰1～5夹脊主治下肢疼痛、腰骶、小腹部疾病。可根据不同症状选取不同节段穴位，用中艾炷无瘢痕灸，灸7壮；三阴交为脾、肝、肾三条经脉的交会穴，可调补营阴，太溪、太冲、太白为足三阴经的原穴，可养阴和阳，上穴均用艾条温和灸5～10分钟。每日或隔日1次，10次为1疗程。（图10-18、图10-19、图10-20、图10-21）

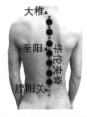

图10-18　艾灸夹脊

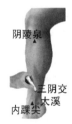

图10-19　艾灸三阴交、太溪

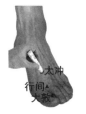
图 10-20 艾灸太冲

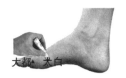
图 10-21 艾灸太白

配穴

　　出汗异常者，加复溜、合谷；头晕者，加风池；恶心呕吐者，加中脘；心律不齐者，加内关；耳鸣者，加中渚，均可用艾条温和灸5～10分钟。（图10-22、图10-23、图10-24、图10-25、图10-26、图10-27）

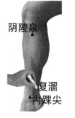
图 10-22 艾灸复溜

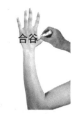
图 10-23 艾灸合谷

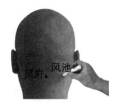
图 10-24 艾灸风池

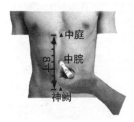
图 10-25 艾灸中脘

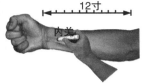
图 10-26 艾灸内关

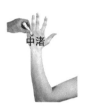
图 10-27 艾灸中渚

4. 脊髓型

【主症】颈部活动受限不甚明显，上肢活动欠灵活，缓慢进行性双下肢麻木、发冷、疼痛，受压脊髓节段以下感觉障碍，走路欠灵、无力，腿打软、易绊倒，不能跨越障碍物，休息时症状缓解，紧张、劳累时加重，时缓时剧逐步加重，晚期下肢或四肢瘫痪，二便失禁或尿潴留。

【取穴】肝俞、肾俞、阳陵泉、悬钟。

灸法

肝俞、肾俞分别是肝、肾的背俞穴，有培补肝肾之功，二穴均可用大艾炷施无瘢痕灸，灸7壮；阳陵泉为筋会，主强健筋骨，悬钟为髓之会，可益髓填精，强腰壮膝，二穴均可用艾条施温和灸10～15分钟。每日或隔日1次，10次为1疗程。（图10-28、图10-29、图10-30）

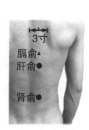
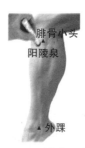
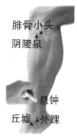

图10-28 艾灸肝俞、肾俞　图10-29 艾灸阳陵泉　图10-30 艾灸悬钟

配穴

神疲乏力者，加足三里，用温和灸10~15分钟；下肢软弱无力者，加腰阳关、腰俞，用大艾炷隔附子饼灸，灸7壮。（图10-31、10-32）

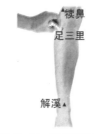
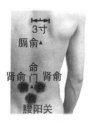

图10-31 艾灸足三里　图10-32 艾灸肾俞、腰阳关

5. 混合型

同时出现两个或两个以上的不同类型颈椎病症状。可结合出现的症状类型施灸。

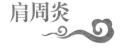

小贴士　患者工作一定时间后需适当活动颈部、上肢，这样，有利于颈肩肌肉的放松和血液循环的改善；睡眠时枕头高度要适当，不让头部过伸或过屈；颈椎病目前尚无特效药物，应配合牵引、按摩等治疗。经非手术治疗无效者，或反复发作者，或脊髓型颈椎病确诊者，可考虑手术治疗。

肩周炎

一、概述

肩周炎是因多种原因致肩关节囊炎性粘连、僵硬，以肩关节周围疼痛，各方向活动受限，影像学显示关节腔变狭窄和轻度骨质疏松为其临床特点。常因软组织退行性变，长期过度活动，姿势不良，上肢外伤后肩部固定过久，或肩部急性挫伤、牵拉伤等引起。临床表现为肩袖间隙区、肱二头肌长腱压痛，肩关节外旋、外展、内旋、后伸、内旋、内收各方向主动、被动活动均不同程度受限，如欲增大活动范围，则有剧烈锐痛发生，严重时患肢不能梳头、洗面和扣腰带，夜间因翻身移动肩部而痛醒。

肩周炎中医学称之为"肩凝症""五十肩""漏肩风""冻结肩"。

中医将颈痹证分为风寒侵袭、寒湿凝滞、痰瘀痹阻、气血亏虚、肝肾亏虚等证型。

肩关节是全身活动范围最大的关节，控制着上肢的活动，此处的无菌性炎症若不积极治疗，会影响上肢的功能活动，严重妨碍生活、工作及学习。

1. 风寒侵袭证

【主症】肩部疼痛较轻，多为钝痛或隐痛，或有麻木感，活动范围受限，局部发凉，得暖则减，舌苔薄白，脉浮紧。

【取穴】风门、肩髃、肩髎、阿是穴。

　　风门有祛风散寒，通经止痛之功，用中艾炷无瘢痕灸，灸7壮；肩髃、肩髎可疏通局部经气，阿是穴为筋脉挛急的压痛点，可疏风散寒，通经止痛，三穴可用艾条做回旋灸5～10分钟。每日或隔日1次，10次为1疗程。（图10-33、图10-34）

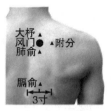

图10-33　艾灸风门

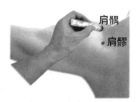

图10-34　艾灸肩髃、肩髎

　　局部发凉者，加天宗；活动受限者，加阳陵泉；均可用艾条施温和灸5～10分钟。

2. 寒湿凝滞证

【主症】肌肉及周围筋肉疼痛剧烈或向远端放射，昼轻夜重，肩部活动受限，有寒冷、麻木、沉重感，遇寒则重，得暖则舒，舌苔白腻，脉沉弦。

【取穴】大椎、肩前、肩贞、阴陵泉。

灸法

大椎为督脉穴，功擅温煦经脉，散寒止痛，用中艾炷无瘢痕灸，灸7壮；肩前为治疗肩周炎的经验穴，可散寒除湿，通利筋骨，肩贞为手太阳经肩部穴，可通经散寒止痛，阴陵泉为足太阴经合穴，可化湿通经，三穴均可用艾条施温和灸5～10分钟。每日1～2次，10次为1疗程。（图10-35、图10-36、图10-37、图10-38）

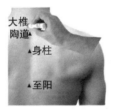

图10-35　艾灸大椎

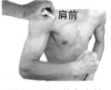

图10-36　艾灸肩前

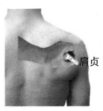

图10-37　艾灸肩贞

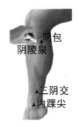

图10-38　艾灸阴陵泉

疼痛剧烈者，加合谷；肩部寒冷麻木者，加肩中俞、肩外俞；太阴经证加尺泽、阴陵泉；阳明、少阳经证加手三里、外关；太阳经证加后溪、大杼、昆仑；痛在阳明、太阳加条口、承山；均可施艾条温和灸，灸5～10分钟。（图10-39、图10-40、图10-41、图10-42、图10-43、图10-44、图10-45、图10-46、图10-47）

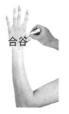

图10-39　艾灸合谷

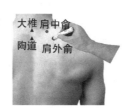

图10-40　艾灸肩外俞、肩中俞

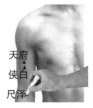

图10-41　艾灸尺泽

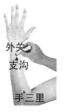

图10-42　艾灸手三里、外关

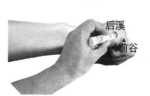

图10-43　艾灸后溪

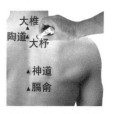

图10-44　艾灸大杼

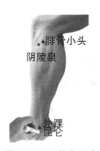

图10-45　艾灸昆仑

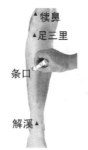

图10-46　艾灸条口

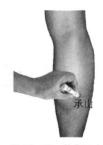

图10-47　艾灸承山

【主症】肩部疼痛日久，肌肉关节刺痛，固定不移，或关节肌肤紫暗、肿胀，按之较硬，肢体顽麻或重着，或关节僵硬变形，屈伸不利，有硬结、瘀斑，面色黧黑，眼睑浮肿，或胸闷痰多，舌质紫暗或有瘀斑，舌苔白腻，脉弦涩。

【取穴】肩髃、肩髎、肩贞、丰隆、血海。

灸法

肩髃、肩髎、肩贞为局部用穴，三穴分属手阳明经、手少阳经、手太阳经，可通络止痛，通经蠲痹，丰隆主化痰通经，血海为化瘀行血之首选穴，四穴均用艾条温和5~10分钟。每日或隔日1次，10次为1疗程。（图10-48、图10-49、图10-50、图10-51）

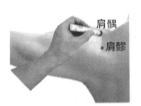

图10-48　艾灸肩髃、肩髎

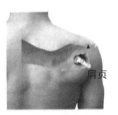

图10-49　艾灸肩贞

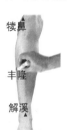

图10-50　艾灸丰隆

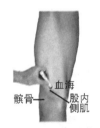

图10-51　艾灸血海

肌肉关节刺痛者，加合谷、太冲，用温针灸，先针刺得气后，在针柄加3厘米长艾条灸之，留针10分钟。（图10-52、图10-53）

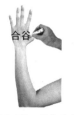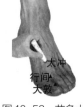

图10-52 艾灸合谷　　图10-53 艾灸太冲

4. 气血亏虚证

【主症】肩部酸痛，麻木疼痛，肢体软弱无力，肌肤不容，神疲乏力，舌质淡红，舌苔薄白或少津，脉沉细弱。

【取穴】肩前、肩髃、臂臑、臑俞、气海。

灸法

肩前为经外奇穴，肩髃、臂臑为手阳明经腧穴，臑俞为手太阳经腧穴，四穴位在肩臂，功专疏通肩部经气，理气止痛，气海可充养经气，气足血生，以上腧穴均可用艾条温和灸，灸10~15分钟。每日1次。10次为1疗程。（图10-54、图10-55、图10-56、图10-57、图10-58）

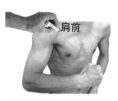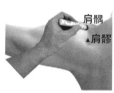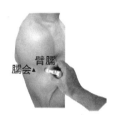

图10-54 艾灸肩前　　图10-55 艾灸肩髃　　图10-56 艾灸臂臑

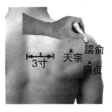
图10-57 艾灸臑俞

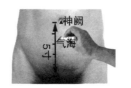
图10-58 艾灸气海

配穴

　　前屈受限加云门、阳溪；后伸受限加肩贞、后溪；外展受限加巨骨、阳池。均可用艾条温和灸，灸10~15分钟；肢体软弱无力者，加足三里，用艾条温和灸10~15分钟；神疲乏力者，加百会，用艾条施雀啄灸，灸5分钟左右。（图10-59）

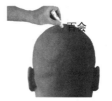
图10-59 艾灸百会

5. 肝肾亏虚证

【主症】肩部疼痛，活动受限，日久不愈，伴神疲乏力，腰膝酸软，头晕目眩，耳鸣脑转，舌红，少苔，脉弦细。

【取穴】巨骨、秉风、肝俞、肾俞。

灸法

　　肝俞、肾俞分别是肝、肾的背俞穴，可培补肝肾，用小艾炷无瘢痕灸，灸3~5壮；巨骨为手阳明经穴，秉风为手太阳经穴，二穴位在肩部，可通经止痛，用艾条施温和灸10分钟左右。隔日1次，10次为1疗程。（图10-60、图10-61、图10-62）

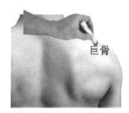

图 10-60　艾灸巨骨

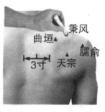

图 10-61　艾灸秉风

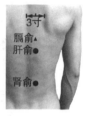

图 10-62　艾灸肝俞、肾俞

配穴

腰膝酸软者，加关元、膝阳关，用艾条施温和灸，灸15分钟；畏寒肢冷者，加肾俞，用大艾炷附子饼灸，灸7～14壮。（图10-63、图10-64）

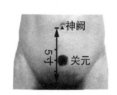

图 10-63　艾灸关元

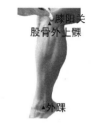

图 10-64　艾灸膝阳关

小贴士　　患者平时肩部要注意保暖，勿受风寒湿邪侵袭，并经常运动肩关节。急性期以疼痛为主，肩关节被动活动尚有较大范围，应减轻持重，减少肩关节活动；慢性期关节已粘连，关节被动活动功能严重障碍，肩部肌肉萎缩，要加强功能锻炼。

腰椎间盘突出症

一、概述

腰椎间盘突出症是因椎间盘变性，纤维环破裂，髓核突出刺激或压迫神经根、马尾神经所表现的一种综合征。腰椎间盘突出症中以腰4～5、腰5～骶1间隙发病率最高。腰椎间盘突出症的发生与年龄增长、累积损伤、遗传因素及妊娠等有关。腰椎间盘突出症临床表现为腰痛，下腰部感应痛，甚至影响到臀部，典型坐骨神经痛是从下腰部向臀部、大腿后方、小腿外侧直到足部的放射痛，喷嚏或咳嗽时疼痛加剧，痛觉过敏，或感觉迟钝或麻木，肌力下降，大、小便障碍。

腰椎间盘突出症属中医学"腰腿痛""腰痛""痹证"等范畴。

二、证候表现及灸法治疗

中医将腰腿痛分为足太阳经、足少阳经、足阳明经等证型。

1. 足太阳经证

【主症】腰部疼痛，腰4、腰5棘突间及棘突旁开0.5厘米处压痛明显，叩击痛阳性，腰部活动受限，或伴有下肢放射痛，常沿大腿外侧向下放射至小腿外侧、足跟部，常麻木发凉，感觉减退，患侧膝腱反射减弱或消失。

【取穴】腰4～5夹脊、腰阳关、秩边、殷门、委中。

灸法

腰4～5夹脊为局部痛点，灸之可行气通络，腰阳关为督脉穴，位在后正中线，可舒筋止痛，秩边为足太阳经腧穴，位在臀部，可通经止痛，三穴均可施中艾炷无瘢痕灸，灸7壮；委中为足太阳经合穴，可行足太阳经气而止痛，可用温针灸，先针刺，得气后，在针柄捻少许艾绒点燃。每日或隔日1次，10次为1疗程。（图10-65、图10-66、图10-67）

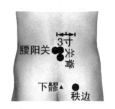
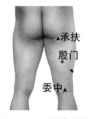
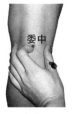

图10-65 艾灸腰阳关、　　图10-66 艾灸殷门　　图10-67 艾灸委中
　　　夹脊、秩边

配穴

　　　腰痛不止者，加命门，用中艾炷无瘢痕灸，灸7壮；小腿放射痛严重者，加昆仑，用艾条施温和灸，灸5～10分钟。（图10-68、图10-69）

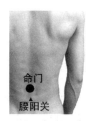
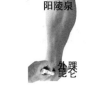

图10-68 艾灸命门　　图10-69 艾灸昆仑

2. 足阳明经证

【主症】腰部疼痛，腰3、4、5棘突及棘突外0.5厘米处压痛明显，叩击痛阳性，腰部活动受限，下肢放射痛，常沿大腿前外侧向下放射至小腿前外侧、足背前内侧、足拇指，沿足阳明经有压痛。

【取穴】命门、腰3～5夹脊、伏兔、足三里、陷谷。

灸法

　　　命门为督脉穴，位在第2腰椎棘突下，善温经行气，通脉止痛，腰3～5夹脊为局部痛点，可疏经通络止痛，上以二穴均可用中艾炷无瘢痕灸，灸7壮；伏兔、足三里、陷谷均为足阳明经穴，可调气止痛，三穴均用温针灸，先针刺得气，在针柄加3厘米长艾条一段，灸10分钟。（图10-70、图10-71、图10-72、图10-73）

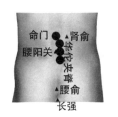

图10-70 艾灸命门、夹脊

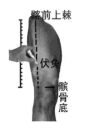

图10-71 艾灸伏兔

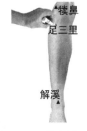

图10-72 艾灸足三里

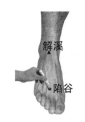

图10-73 艾灸陷谷

 配穴

　　脚踝前疼痛者，加解溪；小腿前外侧疼痛者，加上巨虚、条口；脚内侧疼痛者，加太冲、太白；均可用艾条施温和灸5～10分钟。（图10-74、图10-75、图10-76）

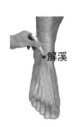

图10-74 艾灸解溪

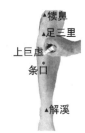

图10-75 艾灸上巨虚、条口

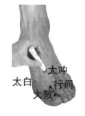

图10-76 艾灸太冲、太白

3. 足少阳经型证

【主症】腰骶部广泛疼痛，以臀部为重，压痛明显，有叩击痛，腰部活动受限，转侧不能，下肢放射痛，常沿大腿外侧向下放射至小腿外侧、足跟部，沿足少阳经有压痛，跟腱反射减弱或消失。

【取穴】腰5～骶1夹脊、腰俞、阳陵泉、悬钟、丘墟。

腰5～骶1夹脊为局部痛点，可行气通络，腰俞为督脉穴，位在后正中线，可通经止痛，二穴均可用中艾炷施无瘢痕灸，灸7壮；阳陵泉、悬钟、丘墟均为足少阳经穴，可调理少阳经气，理气止痛，三穴均可用温针灸，先针刺，得气后，在针柄加3厘米长艾条一段，留针10分钟。（图10-77、图10-78）

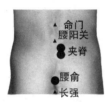

图 10-77 艾灸腰俞、夹脊

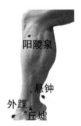

图 10-78 艾灸阳陵泉、悬钟、丘墟

臀部疼痛者，加环跳；大腿外侧疼痛重者，加风市、膝阳关；小腿外侧疼痛重者，加阳交、阳辅；足背外侧疼痛者，加昆仑、京骨；均可用艾条施温和灸5～10分钟。（图10-79、图10-80、图10-81、图10-82）

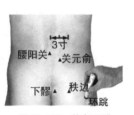

图 10-79 艾灸环跳

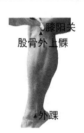

图 10-80 艾灸膝阳关

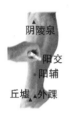

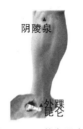

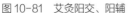

图10-81　艾灸阳交、阳辅　　　图10-82　艾灸昆仑

> **小贴士**　　腰椎间盘突出症患者急性期应尽量卧硬板床休息，配合牵引、远红外、超短波等理疗，或推拿按摩治疗，疼痛减轻后，应适当加强腰背肌的功能锻炼，以巩固疗效。

腰肌劳损

一、概述

　　腰肌劳损实为腰部肌及其附着点筋膜、甚或骨膜的慢性损伤性炎症。躯干长期负重活动，使腰背肌产生代偿肥大、增生，长期弯腰，腰部肌持续呈紧张状态，使小血管受压，供氧不足，代谢产物积累，刺激局部而形成损伤性炎症。临床表现以无明显诱因的慢性疼痛为主要症状，腰痛为酸胀痛，休息后可缓解，但卧床过久又感不适，稍事活动后又减轻，活动过久疼痛再次加剧，局部有压痛。

　　腰肌劳损属中医学腰痛范畴。

二、证候表现及灸法治疗

　　中医将腰痛分为寒湿腰痛、瘀血腰痛、肾虚腰痛等证型。

　　由于电脑的普及，人们工作、学习、休闲都习惯于久坐、伏案，造成腰肌劳损的发病率日渐增高，急需积极防治。

【主症】腰部有受凉史，天气变化或阴雨风冷时加重，腰部冷痛重着，酸麻或拘挛不可俯仰，舌淡，苔薄白，脉弦紧。

【取穴】肾俞、气海俞、腰阳关、委中。

灸法

肾俞是肾的背俞穴，背俞主虚，腰为肾之府，又位于背部，该穴可舒筋理气，气海俞为足太阳经腧穴，可温经散寒，化湿止痛，腰阳关为督脉穴，正在后正中线，可通经止痛，三穴均用大艾炷隔姜灸，或隔附子饼灸，各灸7~14壮；委中为足太阳经合穴，可行气疏经止痛，用艾条施温和灸15分钟。每日1~2次，10次为1疗程。（图10-83、图10-84、图10-85）

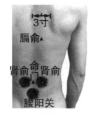 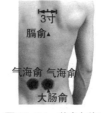 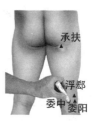

图10-83　艾灸肾俞、腰阳关　　图10-84　艾灸气海俞　　图10-85　艾灸委中

配穴

拘挛不可俯仰者，加身柱、至阳、筋缩，用大艾炷隔附子饼灸，灸7~14壮；酸麻不适者加志室，与肾俞一起施温灸盒灸10~15分钟。（图10-86）

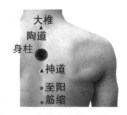

图10-86　艾灸身柱、至阳、筋缩

【主症】腰部有劳损或陈旧伤史，腰痛如刺，痛有定处，日轻夜重，轻者俯仰不便，重则不能转侧，舌质暗紫，或有瘀斑，脉涩。

【取穴】腰夹脊、肾俞、次髎、委中。

灸法

　　腰夹脊、肾俞为局部取穴，意在疏通腰部气血，以达止痛之功，次髎是足太阳经腧穴，可养血活血，通络止痛，三穴均用小艾炷无瘢痕灸，灸3~5壮；委中为足太阳经腧穴，古人有"腰背委中求"之说，灸委中可通调腰背经脉，行气活血止痛，用艾条温和灸3~5分钟后，做刺络拔罐。隔日1次，10次为1疗程。（图10-87、图10-88）

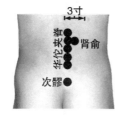
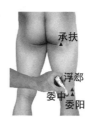

图 10-87　艾灸腰夹脊、肾俞、次髎　　　图 10-88　艾灸委中

配穴

　　痛如锥刺者，加后溪、阿是穴，用温针灸，先针刺得气后，在针柄加3厘米长艾条一段灸之。（图10-89）

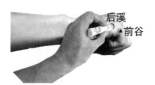

图 10-89　艾灸后溪

【主症】腰部酸软疼痛，起病缓慢，隐隐作痛，酸软无力，神疲乏力，肢冷倦怠，小便清长，舌淡，苔薄白，脉细。

【取穴】阿是穴、命门、肝俞、肾俞。

灸法

　　阿是穴是局部痛点，灸之可调畅局部气血经脉，以通经止痛，命门为督脉穴，可温补肾阳，温通止痛，肝俞、肾俞分别是肝、肾的背俞穴，可培补肝肾，以上四穴均用中艾炷无瘢痕灸，灸7壮。每日或隔日1次，10次为1疗程。（图10-90、图10-91）

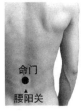
图 10-90　艾灸命门

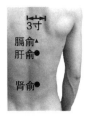
图 10-91　艾灸肝俞、肾俞

配穴

　　头晕目眩者，加志室、悬钟，志室用中艾炷无瘢痕灸，灸7壮，悬钟用艾条施温和灸，灸10分钟左右；腰酸膝软者，加腰阳关、膝阳关，腰阳关与命门、肾俞同做温盒灸，膝阳关用艾条施温和灸，灸10~15分钟。（图10-92、图10-93、图10-94）

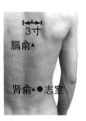
图 10-92　艾灸志室

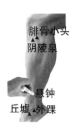
图 10-93　艾灸悬钟

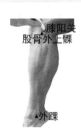
图 10-94　艾灸膝阳关

艾灸
疗法治百病

膝关节骨性关节炎

一、概述

膝关节骨关节炎是一种以关节软骨退行性变和继发性骨质增生为特征的慢性关节疾病。它的发生发展与软骨营养、代谢异常、应力平衡失调、生物化学的改变、酶的异常降解等因素相关，还包括年龄、外伤、肥胖、遗传、炎症、代谢等其他因素。膝关节骨关节炎临床表现为进行性加重的膝关节疼痛，活动加重，休息好转，疼痛与天气变化、潮湿、受凉等因素有关，关节活动不灵活，晨起或固定某个体位较长时间后膝关节僵硬，稍活动后减轻，活动时有交锁弹响，晚期患者有疼痛加重、关节肿胀、关节积液、活动受限等滑膜炎症状。

膝关节骨关节炎属中医学"膝痹""痹证"等范畴。

二、证候表现及灸法治疗

中医将痹证分为寒湿阻滞、气滞血瘀、气血亏虚以及肝肾两亏等证型。

膝关节骨性关节炎如不及时治疗，随着病情的发展，膝关节的疼痛逐渐加剧、关节活动度减小，患者行走困难，失去自理能力，最后不得不接受手术治疗。治疗目的是缓解或解除症状，延缓关节退变，最大限度地保持和恢复患者的日常生活。

【主症】膝关节冷痛沉重，活动受限，遇阴雨天疼痛加剧，得温痛减，形寒肢冷，肢冷畏寒，四肢困重，纳呆口淡，头重如裹，舌淡，苔白。

【取穴】鹤顶、犊鼻、膝阳关、阴陵泉。

灸法

　　鹤顶是经外奇穴，位在膝部，可舒筋理气，犊鼻为足阳明经腧穴，位在膝关节，深部为关节腔，可舒筋止痛，阴陵泉为足太阴经合穴，可化湿止痛，行气通经，膝阳关为足少阳腧穴，可温通膝关节气血，散寒止痛，四穴均用艾条温和灸15分钟，以热感或微热感能向膝关节内传递者为佳。每日1～2次，10次为1疗程。（图10-95、图10-96、图10-97、图10-98）

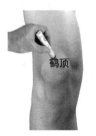

图10-95　艾灸鹤顶

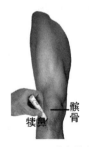

图10-96　艾灸犊鼻

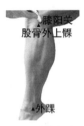

图10-97　艾灸膝阳关

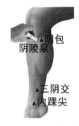

图10-98　艾灸阴陵泉

配穴

遇阴雨天疼痛加剧者，加阿是穴，用艾条施温和灸，灸15分钟；形寒肢冷者，加腰阳关，用大艾炷隔附子饼灸，灸7～14壮（图10-99）；效果不明显者，用大号温灸盒放在膝关节上，放入大量艾条段施灸。

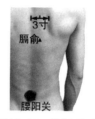

图10-99　艾灸腰阳关

2. 气滞血瘀证

【主症】负重过度，用力失当，骨节受损，脉络瘀阻，关节疼痛固定不移，局部压痛明显，关节可见肿胀，活动不利，面色黧黑，肌肤甲错，舌暗，苔薄，脉弦。

【取穴】合谷、血海、阳陵泉、委中。

灸法

合谷为手阳明经腧穴，有行气止痛之功，血海是足太阴经腧穴，可养血活血，通络止痛，阳陵泉为足少阳胆经合穴，可通经行气止痛，以上腧穴均用艾条施温和灸15分钟；委中为足太阳经腧穴，可疏通膝部气血，以达止痛之功，先用艾条施温和灸3～5分钟，然后用毫针针刺，得气后在毫针尾捻上少许艾绒，点燃施灸5分钟左右。隔日1次，10次为1疗程。（图10-100、图10-101、图10-102、图110-103）

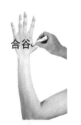

图 10-100　艾灸合谷

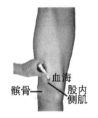

图 10-101　艾灸血海

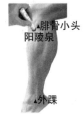

图 10-102　艾灸阳陵泉

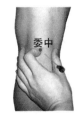

图 10-103　艾灸委中

配穴

疼痛固定不移者，加阿是穴，用温针灸，针刺得气后，在针柄加3厘米长艾条灸之，留针10分钟；骨节疼痛严重者，加内、外膝眼，用艾条在两穴间做回旋灸，灸10分钟左右，以热感或微热感能向膝关节内传递者为佳。（图10-104）

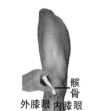

图 10-104　艾灸内、外膝眼

3. 气血亏虚证

【主症】膝关节隐隐作痛，时缓时重，久行久立常常加重疼痛，精神倦怠，面色苍白，少气懒言，舌淡白，脉细弱。

【取穴】血海、梁丘、曲泉、足三里。

灸法

　　血海为足太阴经腧穴，位在膝部，可养血柔筋，通经止痛，梁丘、足三里为足阳明经腧穴，可健脾和胃、益气养血、通脉止痛，曲泉为足厥阴经腧穴，位在膝部，可行气活血，四穴均可用艾条施温和灸10~15分钟。每日1次，10次为1疗程。(图10-105、图10-106、图10-107)

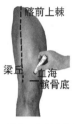
图10-105　艾灸血海、梁丘

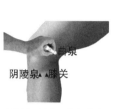
图10-106　艾灸曲泉

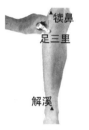
图10-107　艾灸足三里

配穴

　　精神倦怠者，加气海；少气懒言者，加膻中。用艾条温和灸，灸10~15分钟左右。

4. 肝肾两亏证

【主症】中老年多见，关节隐隐作痛，缠绵反复，晨起尤甚，仰俯屈伸、转侧起坐疼痛增加，活动片刻后可稍缓解，但活动过多又症状加重，腰膝酸软，神疲懒言，双目干涩，小便清长，大便溏薄，舌淡，苔薄白，脉弦细。

【取穴】肝俞、肾俞、阴谷、曲泉。

肝俞、肾俞分别是肝、肾的背俞穴，可培补肝肾，二穴均用中艾炷无瘢痕灸，灸7壮；阴谷、曲泉分别是足少阴经与足厥阴经穴位，一则补益肝肾，二则通经止痛，二穴均用艾条施温和灸，灸10分钟，以热感或微热感能向膝关节内传递者为佳。每日或隔日1次，10次为1疗程。（图10-108、图10-109、图10-110）

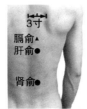
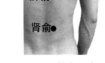
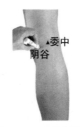

图10-108　艾灸肝俞、肾俞　　图10-109　艾灸阴谷　　图10-110　艾灸曲泉

缠绵反复者，加足三里；隐隐作痛者，加阿是穴。用艾条施温和灸10～15分钟。（图10-111）

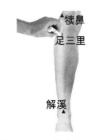

图10-111　艾灸足三里

患者要注意膝关节的保暖，避免患处接触凉风；适当参加体育锻炼，并注意避免运动过量引起关节的损伤。患者应控制体重，肥胖不仅使身体关节受累，加速关节间软组织的磨损引发骨关节炎，而且还会诱发其他全身性疾病。

踝关节扭伤

一、概述

下台阶，或在高低不平的路上行走，踝关节处于跖屈位，遭受内翻或外翻暴力时，使踝部韧带过度牵拉，导致韧带部分损伤或完全断裂。临床表现为局部疼痛，肿胀，皮下瘀斑，活动踝关节疼痛加重，有局限性压痛点。

踝关节扭伤属中医骨伤科学"伤筋"范畴。

二、证候表现及灸法治疗

中医将踝关节扭伤多归为足少阳经型、足少阴经型。

若急性韧带损伤修复不好，韧带松弛，易致复发性损伤，导致踝关节慢性不稳定，给患者的生活、工作带来很大的不便。所以一旦扭伤，应积极的治疗。

1. 足少阳经型

【主症】伤后局部肿胀疼痛，肿胀主要在外踝前下方，踝关节功能障碍，屈伸不利。

【取穴】阳陵泉、丘墟、昆仑、申脉。

灸法

阳陵泉为筋会，可舒筋柔筋，缓急止痛，丘墟为足少阳经腧穴，位在外踝前下，昆仑为足太阳经腧穴，可行气通络止痛，申脉为足太阳经腧穴，位在外踝尖下，均可调畅局部气血，通经止痛，为治疗肢体阴缓阳急的首选穴，以上四穴均可用艾条施温和灸5～10分钟。隔日1次，10次为1疗程。（图10-112、图10-113）

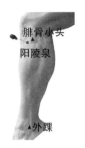

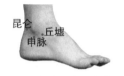

图 10-112　艾灸阳陵泉　　　　图 10-113　艾灸昆仑、申脉、丘墟

　　遇阴雨天疼痛加剧者，加阴陵泉；小腿挛急疼痛者，加承筋。用艾条温和灸，灸治5～10分钟。（图10-114、图10-115）

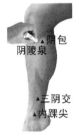
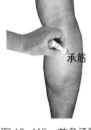

图 10-114　艾灸阴陵泉　　图 10-115　艾灸承筋

2. 足少阴经型

【主症】伤后局部肿胀疼痛，肿胀主要在内踝周围，踝关节功能障碍，屈伸不利。

【取穴】照海、太溪、解溪、商丘。

　　照海、太溪、商丘、解溪四穴位于内踝周围，可通调内踝气血，通经止痛，照海通阴跷脉，主治肢体阳缓而阴急病症，四穴均可用艾条施温和灸，灸15分钟。隔日1次，10次为1疗程。（图10-116、图10-117）

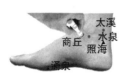

图10-116 艾灸照海、商丘、太溪

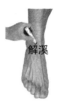

图10-117 艾灸解溪

配穴

关节屈伸不利者，加阳陵泉；肌肉瘦削者，加足三里。用艾条回旋灸10～15分钟。（图10-118、图10-119）

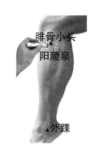

图10-118 艾灸阳陵泉

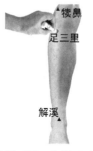

图10-119 艾灸足三里

小贴士

急性损伤应立即冷敷，以减少局部出血及肿胀程度。48小时后可局部理疗，促进组织愈合。对反复损伤副韧带松弛、踝关节不稳定者，宜长期穿高帮鞋，保护踝关节，避免反复扭伤，以免形成习惯性踝关节扭伤。

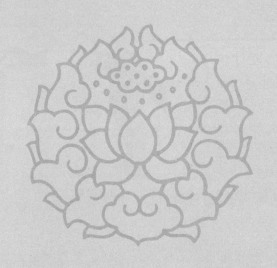

第十一章

妇科疾病艾灸疗法

慢性盆腔炎

一、概述

慢性盆腔炎是指盆腔内生殖器官（包括子宫、输卵管、卵巢）及盆腔周围结缔组织、盆腔腹膜的慢性炎症所形成的盆腔内瘢痕、粘连、充血，多因急性盆腔炎治疗不彻底迁延而致。病变多局限在输卵管、卵巢和盆腔结缔组织，炎症可局限于一个部位，也可多个部位同时发病，常见的有输卵管的慢性炎症，输卵管积水，盆腔结缔组织炎等。引起盆腔炎的病原体主要包括一般细菌（链球菌、葡萄球菌等）、结核杆菌及近年来日趋上升的性传播的病原体（淋菌、衣原体、支原体等）。临床主要表现为下腹坠胀、疼痛，腰骶部酸痛，劳累、性交后、月经期加重，有时伴有肛门坠胀不适，阴道分泌物增多，脓样，有臭味，月经失调，尿频或排尿困难等。部分患者有全身症状，如低热，易于疲劳，精神不振，周身不适，失眠等。腹部可触及条索状的输卵管或囊性肿物。本病经久不愈，可引起继发性不孕。

本病归属于中医学的"癥瘕""痛经""月经不调""带下"等范畴。

二、证候表现及灸法治疗

慢性盆腔炎多归为湿热郁结、寒湿凝滞、瘀血内阻和正虚邪恋等类型。

慢性盆腔炎迁延不治其主要临床表现为月经紊乱、白带增多、腰腹疼痛，严重者可影响到卵巢和输卵管，为不孕症的主要病因之一。

【主症】下腹疼痛，带下量多，黄白夹杂，小便黄赤，舌红苔黄腻，脉滑数。

【取穴】大椎、曲池、血海、三阴交。

灸法

　　大椎属于督脉，为手足三阳、督脉之交会穴，能够清热泻火，曲池为手阳明之合穴，二穴有清泄实热的作用，先用艾条温和灸3～5分钟，再用三棱针点刺放血5毫升，血海，三阴交同属脾经，可以化湿活血，此二穴用艾条温和灸，每穴灸10～15分钟。每日灸1次，10次为1疗程，疗程间隔3～5天。（图11-1、图11-2、图11-3、图11-4）

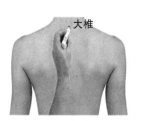

图11-1　艾灸大椎

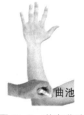

图11-2　艾灸曲池

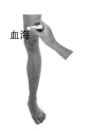

图11-3　艾灸血海

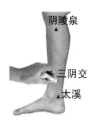

图11-4　艾灸三阴交

配穴

伴有小便淋漓涩痛可灸中极，膀胱俞，温和灸5分钟左右，若面赤口苦、急躁易怒、脉弦数，肝经实热明显，应加清泄肝胆实热的腧穴，选地五会、侠溪，用艾条行雀啄灸5分钟。（图11-5、图11-6）

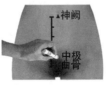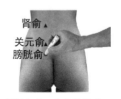

图11-5　艾灸中极　　图11-6　艾灸膀胱俞

2．寒湿凝滞

【主症】小腹冷痛，得热痛减，带下清稀量多，苔白腻，脉沉迟。

【取穴】关元、肾俞、命门、三阴交、阴陵泉。

灸法

关元为小肠之募穴，能培本固元、温补脾肾，肾俞、命门能温阳补肾，二穴分别用大艾炷隔姜灸或隔附子饼灸，灸7～14壮，三阴交、阴陵泉能健脾化湿，二穴可用艾条温和灸，灸5～10分钟，每日或隔日1次。（图11-7、图11-8、图11-9、图11-10）

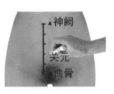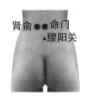

图11-7　艾灸关元　　图11-8　隔姜灸肾俞、命门

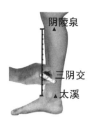
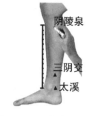

图 11-9　艾灸三阴交　　图 11-10　艾灸阴陵泉

　　如果平素脾胃阳气不足，易感寒邪，可用艾条温和灸，灸中脘、气海，隔日1次。（图11-11、图11-12）

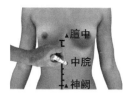

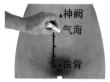

图 11-11　艾灸中脘　　图 11-12　艾灸气海

3. 瘀血内阻

【主症】少腹疼痛，固定不移，痛引腰骶，经行腹痛加重，带下赤白相兼，面色晦暗，舌暗红有瘀点，脉沉涩。

【取穴】血海、膈俞、太冲。

灸法

　　血海为化瘀行血之首选穴，膈俞为血会，此二穴配伍可活血化瘀，均用艾条温和灸5~10分钟，太冲为肝经原穴，重在疏理肝气，用温针灸。每日或隔日1次，10次为1疗程。（图11-13、图11-14、图11-15）

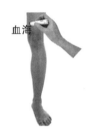
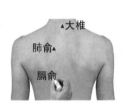
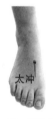

图 11-13　艾灸血海　　图 11-14　艾灸膈俞　　图 11-15　温针灸太冲

4. 正虚邪恋

【主症】小腹坠胀，劳累及经期加重，带下清稀量多，头晕目眩，心慌气短，神疲倦怠，舌淡苔白，脉细弱。

【取穴】关元、足三里、肝俞、肾俞。

灸法

关元，足三里是补益要穴，能培本固元、温补脾肾，用大艾炷隔姜或附子饼灸，灸7～14壮。肝俞、肾俞分别为肝、肾的俞穴，能补益肝肾之精血，强筋健骨，二穴用大艾炷无瘢痕灸，每穴灸7壮。隔日1次，10次为1疗程。（图11-16、图11-17、图11-18、图11-19）

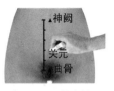

图 11-16　艾灸关元

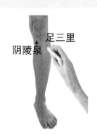

图 11-17　艾灸足三里

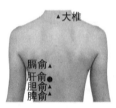

图 11-18　无瘢痕灸肝俞

图 11-19　无瘢痕灸肾俞

配穴

形寒肢冷者，加命门，用大艾炷隔附子饼灸，灸7～14壮；面色少华，少气懒言者，加脾俞，温和灸温针灸。（图11-20）

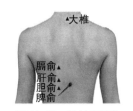

图11-20　温针灸脾俞

小贴士

本病病程较长，应争取早诊断早治疗，坚持较长时间拔罐治疗并配合药物积极内服外治，疗效更捷。在平时要注意经期卫生，禁止在经期、流产后性交、盆浴。患病后要解除思想顾虑，保持心情舒畅，增强治疗信心。注意营养，要劳逸结合，进行适当的体育锻炼，以增强体质和提高机体抗病能力。

痛经

一、概述

痛经是指妇女行经前后或行经期间，出现小腹及腰骶部疼痛，甚至剧痛难忍，或伴有面色苍白、头面冷汗淋漓、手足厥冷、恶心呕吐等症的一种妇科疾病。痛经又有原发性和继发性之分，前者是指生殖器无器质性病变的痛经，容易痊愈，多见于青少年女性；后者是由于盆腔内脏器的器质性疾病所致，一般病程较长，缠绵难愈，如子宫内膜异位症、慢性盆腔炎或宫颈狭窄等。

本病归属于中医学的"经行腹痛"等病证范畴。

　　痛经多归为肾气亏损、气血虚弱、气滞血瘀、寒凝血瘀及湿热蕴结等类型。

　　痛经严重的会直接影响正常工作和生活。而且与不孕有着十分密切的关系。因此积极的治疗具有很重要的现实意义。

1. 肾气亏损

【主症】经期或经后小腹或后腰部隐隐作痛，喜揉喜按，月经量少，色淡质稀，头晕耳鸣，腰膝酸软，小便清长，面色晦暗无光泽，舌质淡，苔薄，脉沉细。

【取穴】关元、肾俞、足三里、地机。

灸法

　　关元，肾俞补益肾气，二穴用大艾炷无瘢痕灸7~14壮。足三里补益气血，地机为脾经的郄穴，长于治血症，为治疗痛经的常用穴，此二穴温和灸或温针灸10分钟。每日1次，10次1个疗程。（图11-21、图11-22、图11-23、图11-24、图11-25）

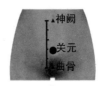

图11-21　无瘢痕灸关元　　图11-22　无瘢痕灸肾俞

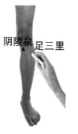
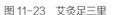
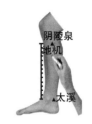

图11-23　艾灸足三里　　图11-24　艾灸地机

配穴

形寒肢冷者，加命门，肾俞用大艾炷隔附子饼灸，灸7~14壮；面色少华，少气懒言者，加脾俞，温和灸温针灸。（图11-25）

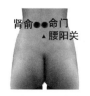

图 11-25　隔附子饼灸命门、肾俞

2. 气血虚弱

【主症】经期或经后小腹或后腰部隐痛、喜按，月经量少，色淡质稀，神疲乏力，四肢倦怠，头晕心悸，失眠多梦，面色苍白或萎黄，舌淡，苔薄，脉细弱。

【取穴】肝俞、脾俞、足三里、血海。

灸法

肝俞、脾俞分别为肝、脾之俞穴，足三里补益气血，三穴有健脾益气、生血养血之功，用中艾炷无瘢痕灸，灸7壮，血海用艾条温和灸5~10分钟，调理气血。每日或隔日1次，10次为1疗程。（图11-26、图11-27、图11-28、图11-29）

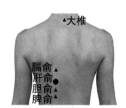

图 11-26　无瘢痕灸肝俞

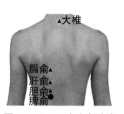

图 11-27　无瘢痕灸脾俞

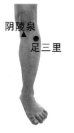

图 11-28　无瘢痕灸足三里

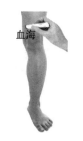

图 11-29　艾灸血海

配穴

心悸者，加内关；失眠者，加神门；食欲不振者，加中脘。均施艾条温和灸10～15分钟。（图11-30、图11-31、图11-32）

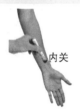
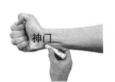
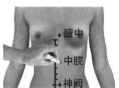

图 11-30　艾灸内关　　图 11-31　艾灸神门　　图 11-32　艾灸中脘

3. 气滞血瘀

【主症】经前或经期小腹或后腰部胀痛、拒按，胁肋、乳房胀痛，经行不畅，经色紫黯或有块，块下痛减，舌质紫黯，或有瘀点、瘀斑，脉弦或弦涩有力。

【取穴】血海、地机、太冲、肝俞。

灸法

血海、地机为脾经腧穴，主治血分病，活血化瘀，太冲、肝俞能疏肝柔肝，行气止痛，此四穴用中艾炷无瘢痕灸，灸7壮，或用艾条温和5～10分钟，调理气血。每日或隔日1次，10次为1疗程。（图11-33、图11-34、图11-35）

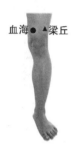
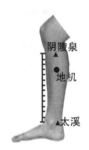
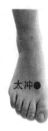

图 11-33　无瘢痕灸血海　　图 11-34　无瘢痕灸地机　　图 11-35　无瘢痕灸太冲

4. 寒凝血瘀

【主症】经前或经期小腹或后腰部冷痛、拒按，得热痛减，经血量少，色黯甚则有块，畏寒肢冷，面青色白，舌质黯，苔白，脉沉紧。

【取穴】关元，气海俞，血海，地机。

灸法

关元温补下焦，可通经止痛，气海俞为足太阳经腧穴，可温经散寒，化湿止痛，二穴均用大艾炷隔姜灸，或隔附子饼灸，各灸7～14壮。血海、地机为脾经腧穴，能活血散瘀，通络止痛用艾条温和灸5～10分钟，调理气血。每日或隔日1次，10次为1疗程。（图11-36、图11-37、图11-38、图11-39）

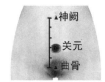

图 11-36　隔姜灸关元　　图 11-37　隔姜灸气海俞

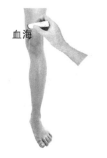
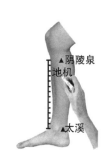

图 11-38　艾灸血海　　图 11-39　艾灸地机

配穴

畏寒肢冷者，加腰阳关，小便频数加中极，同用温盒灸法，灸10～15分钟。

【主症】经前或经期小腹部灼痛、拒按，痛甚则连及腰骶，或平时小腹部疼痛，至经前疼痛剧烈，经量多或经期长，经色紫红，质稠有时可伴有血块，平时带下量较多，质黄稠味臭秽，或伴有低热，小便黄赤，舌质红，苔黄腻，脉滑数或濡数。

【取穴】大椎、曲池、阴陵泉、三阴交。

灸法

　　大椎、曲池先用艾条温和灸，灸3～5分钟，局部皮肤红润后将艾条移开，做刺络拔罐。阴陵泉，三阴交做艾条温和灸，5～10分钟；隔日1次，10次为1疗程。（图11-40、图11-41、图11-42、图11-43）

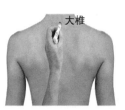

图 11-40　艾灸大椎

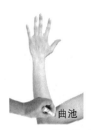

图 11-41　艾灸曲池

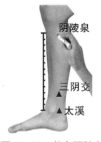

图 11-42　艾灸阴陵泉

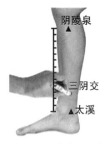

图 11-43　艾灸三阴交

配穴

兼有带下臭秽者，加合谷，温和灸3~5分钟，小便淋漓涩痛者，加中极，口苦黏腻者加天枢，艾条雀啄灸，或艾炷灸用泻法3~5分钟。（图11-44、图11-45、图11-46）

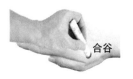

图11-44　艾灸合谷

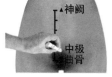

图11-45　艾灸中极

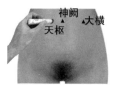

图11-46　艾灸天枢

小贴士　本病的治疗最好是在每次月经来潮前3~5日开始，每日1次，至行经后为止，可以治疗及防止其发作。多数患者经1~3个月经周期的治疗，痛经症状可缓解或消失。应注意经期卫生，避免精神刺激，防止受凉或过食生冷食品，注意休息。

功能性子宫出血

一、概述

功能性子宫出血，简称，是一种常见的妇科疾病，是指异常的子宫出血，经诊查后未发现有全身及生殖器官器质性病变，而是由于神经内分泌系统功能失调所致。表现为月经周期不规律、经量过多、经期延长或不规则出血。

本病归属于中医学的"崩漏"等范畴。

崩漏多归为肾阳亏虚、肾阴不足、气血两虚、气滞血瘀、脾虚不固及下焦湿热等类型。

1. 肾阳亏虚

【主症】持续不断，色淡或暗质稀，少腹冷痛，喜热恶寒，腰背酸痛，夜尿量多，舌质淡苔薄白。

【取穴】关元、肾俞、膀胱俞、足三里。

灸法

选穴重在温补肾阳，肾俞、膀胱俞用大艾炷无瘢痕灸，灸7壮，关元、足三里用大艾炷隔姜灸，灸7～14壮。每日1次，10次为1疗程。（图11-47、图11-48、图11-49、图11-50）

图 11-47　无瘢痕灸肾俞

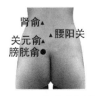

图 11-48　无瘢痕灸膀胱俞

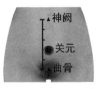

图 11-49　隔姜灸关元

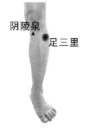

图 11-50　隔姜灸足三里

配穴

　　腰膝酸软无力，畏寒肢冷者，加命门、腰阳关，与肾俞一起做温盒灸法，温盒灸法有热量大、火力持久的优势。

2. 肾阴不足

【主症】阴道出血量多，色红质稠，头晕耳鸣，腰腿酸痛，手足心热，少寐多梦，舌瘦质红。

【取穴】太溪、水泉、三阴交、血海。

灸法

　　太溪、水泉分别为肾经的原穴、郄穴；三阴交为足三阴经交会穴，有益气摄血、补肝养血、滋补肾阴的功效；血海属脾经，有养血理血的作用。以上四穴分别用艾条温和灸，每穴灸3~5分钟。隔日灸1次，10次为1疗程。（图11-51、图11-52、图11-53、图11-54）

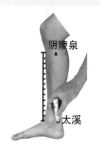

图 11-51　艾灸太溪

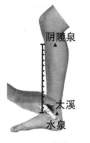

图 11-52　艾灸水泉

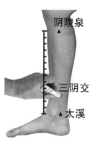

图 11-53　艾灸三阴交

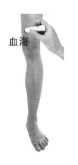

图 11-54　艾灸血海

配穴

　　盗汗者，加阴郄、复溜；鼻衄者，加鱼际、尺泽；齿衄者，加照海；月经淋漓不断者，加隐白，均可用艾条施温和灸，灸3～5分钟。（图11-55、图11-56、图11-57、图11-58、图11-59）

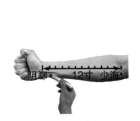

图 11-55　艾灸阴郄

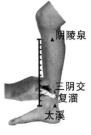

图 11-56　艾灸复溜

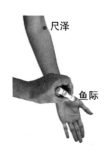

图 11-57　艾灸鱼际、尺泽

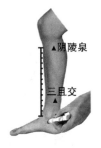

图 11-58　艾灸照海

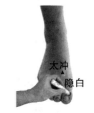

图 11-59　艾灸隐白

3. 气血两虚

【主症】出血量多质稀，色淡红，面色萎黄，心慌心悸，头晕目眩，少气乏力，舌质淡，苔薄白。

【取穴】脾俞、肝俞、足三里、血海。

灸法

　　脾俞、肝俞为脾肝之俞穴，有健脾养肝、益气养血的功效，用大艾炷隔姜灸，均灸7壮；足三里为胃腑下合穴，可健脾益胃、生气血之化源，血海属脾经，为治血病之要穴，血海、足三里分别用艾条温和灸，每穴灸10~15分钟。每日灸1次，10次为1疗程，疗程间隔3~5天。（图11-60、图11-61、图11-62、图11-63）

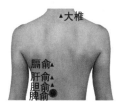

图11-60　隔姜灸脾俞

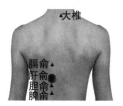

图11-61　隔姜灸肝俞

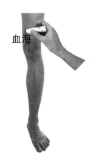

图11-62　艾灸血海

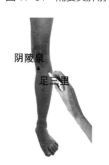

图11-63　艾灸足三里

配穴

　　心悸者，加内关；失眠者，加神门；食欲不振者，加中脘。均施艾条温和灸10~15分钟。（图11-64、图11-65、图11-66）

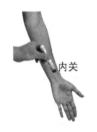
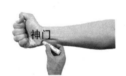
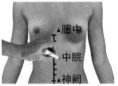

图 11-64　艾灸内关　　　图 11-65　艾灸神门　　　图 11-66　艾灸中脘

4. 气滞血瘀

【主症】出血量多色紫有块，少腹痛胀，按之不舒，舌质灰暗。

【取穴】膈俞、次髎、血海、三阴交、太冲。

灸法

次髎属足太阳经，膈俞为血会，血海属脾经，三穴均有活血化瘀的作用；三阴交为足三阴经交会穴，可调理肝、脾、肾三脏功能，太冲为肝经原穴，能疏肝解郁，行气调血。膈俞、次髎用小艾炷无瘢痕灸，每穴灸3~5壮，艾炷如黄豆大；血海、三阴交、太冲用艾条温和灸，每穴灸3~5分钟。隔日灸1次，10次为1疗程。（图11-67、图11-68、图11-69、图11-70、图11-71）

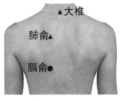
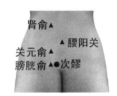

图 11-67　无瘢痕灸膈俞　　　图 11-68　无瘢痕灸次髎

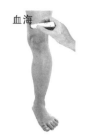
图 11-69　艾灸血海

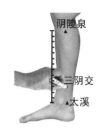
图 11-70　艾灸三阴交

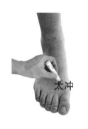
图 11-71　艾灸太冲

5. 脾虚不固

【主症】出血量多，色红或出血持续不断，色淡红，气短懒言，颜面浮肿，腹满便溏，食少倦怠，口淡无味，舌质淡，苔白腻。

【取穴】脾俞、足三里、气海、膈俞、隐白。

灸法

　　脾俞、足三里、气海有健脾益气、扶正培元、统血摄血的作用；膈俞为血会，即有活血化瘀的作用，又有养血和血的作用，是治疗血病的首选穴。隐白是脾经的腧穴，治疗血证效果好。脾俞、膈俞用大艾炷无瘢痕灸，每穴灸7壮；气海、足三里、隐白分别用艾条温和灸，每穴灸10～15分钟。每日灸1次，10次为1疗程。（图11-72、图11-73、图11-74、图11-75）

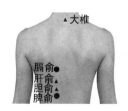
图 11-72　无瘢痕灸膈俞、脾俞

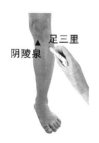
图 11-73　艾灸足三里

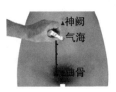
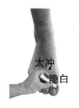

图 11-74　艾灸气海　　　　　　图 11-75　艾灸隐白

配穴

　　便血者，加承山，施艾条温和灸10~15分钟，有子宫脱垂者，加百会、子宫，施艾条温和灸10~15分钟。（图11-76、图11-77、图11-78）

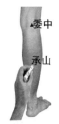
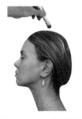
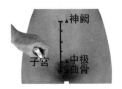

图 11-76　艾灸承山　　　图 11-77　艾灸百会　　　图 11-78　艾灸子宫

6. 下焦实热

【主症】出血量多，色深红质黏稠，面红口干，渴饮心烦，舌尖红。

【取穴】血海、地机、大椎、曲池、阴陵泉、三阴交。

灸法

　　大椎、曲池先用艾条温和灸，灸3~5分钟，局部皮肤红润后将艾条移开，做刺络拔罐。阴陵泉，三阴交做艾条温和灸，5~10分钟；血海、地机为脾经腧穴，主治血分病，诸穴共奏凉血通淋之功，每次选取2~3个穴位，注意艾治时间不宜过长。隔日1次，10次为1疗程。（图11-79、图11-80、图11-81）

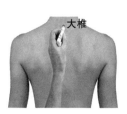
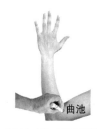
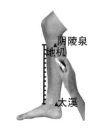

图 11-79　艾灸大椎　　　图 11-80　艾灸曲池　　　图 11-81　艾灸阴陵泉、地机

 配穴

　　兼有带下臭秽者，加合谷，温和灸3～5分钟，小便淋漓涩痛者，加中极，口苦黏腻者加天枢，艾条雀啄灸，或艾炷灸用泻法3～5分钟。

小贴士

　　本病的治疗应注意经期卫生，避免精神刺激，防止辛辣及刺激性食物，调畅情致，注意休息。如出血严重应及时到医院进行专科检查。

更年期综合征

一、概述

　　女性45～55岁期间，身体各器官、内分泌腺体、心理及生理均发生各种改变。妇女卵巢功能逐渐衰退直至功能丧失，生殖器官开始萎缩，功能也逐渐衰退，约10%～30%的妇女不能适应此种变化，在此期间就表现出的一系列程度不同的性激素减少、自主神经功能紊乱的症候群。主要表现有：头面部潮红、头晕、心悸、血压升高，伴有眩晕、眼花、记忆力减退、焦虑、抑郁、容易激动等症状。

中医学认为，本病属"绝经前后诸症"范畴。

二、证候表现及灸法治疗

本病多归为肝肾阴虚、肝气郁结，脾肾阳虚及阴阳两虚等类型。

1. 肝肾阴虚

【主症】头晕耳鸣，心烦易怒，汗出，心悸少寐，健忘，五心烦热，腰膝胫软，月经周期紊乱，经量或多或少色鲜红。舌红苔少，脉弦细数。

【取穴】肝俞、肾俞、太溪、三阴交。

灸法

肝俞、肾俞为肝肾之俞穴，有滋补肝肾、养血益精的功效，可用小艾炷无瘢痕灸，灸3~5壮；太溪、三阴交有滋补肾阴的作用，三阴交、太溪用艾条温和灸，灸5分钟。隔日灸1次，10次为1疗程，疗程间隔3~5天。（图11-82、图11-83、图11-84）

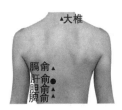
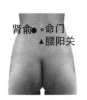
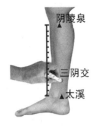

图11-82　无瘢痕灸肝俞　　图11-83　无瘢痕灸肾俞　　图11-84　艾灸三阴交、太溪

灸法

盗汗者，加阴郄、复溜；失眠者，加内关、神门。均可选用艾条温和灸，灸3~5分钟。（图11-85、图11-86）

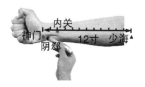
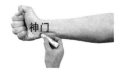

图 11-85 艾灸阴郄、内关　　　　图 11-86 艾灸神门

2. 肝气郁结

【主症】情志抑郁，胁痛，乳房胀痛或周身刺痛，口干口苦，善叹息，小腹胀痛，多疑多虑，尿短色赤，大便干结。舌红，苔黄腻，或舌质青紫或瘀斑，脉弦或涩。

【取穴】行间、太冲、期门、肝俞。

 灸法

行间、太冲为荥穴、原穴，期门为肝募穴，均能疏理肝气，调畅气机，每次可选取2穴，用小艾炷无瘢痕灸，用口吹火，使之快速燃烧，火力壮而短促，灸3～5壮，隔日灸1次，10次为1疗程。（图11-87、图11-88）

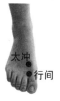

图 11-87　无瘢痕灸行间、太冲

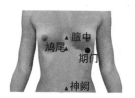

图 11-88　无瘢痕灸期门

配穴

乳房胀痛者，加乳根，失眠多梦者，加神门，百会，口苦黏腻者加天枢，艾条雀啄灸，或艾炷灸用写法3～5分钟。（图11-89）

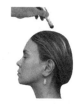

图 11-89　艾灸百会

【主症】月经紊乱，量多色淡，形寒肢冷，倦怠乏力，面色晦暗，面浮肢肿，腰酸膝冷，腹满纳差，大便溏薄。舌质嫩，苔薄白，脉沉弱。

【取穴】脾俞、肾俞、足三里、三阴交。

灸法

　　脾俞、足三里为温补脾气首选穴，三阴交健脾化湿，肾俞是临床温肾助阳的常用穴，意在温煦肾阳，以助脾之阳气。脾俞用大艾炷隔姜灸，灸7～14壮；命门、肾俞用大艾炷隔附子饼灸，灸7～14壮；足三里艾条温和灸，灸15分钟左右。每日1次，10次为1疗程。视病情连续治疗，疗程间隔3～5天。（图11-90、图11-91、图11-92）

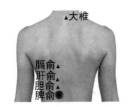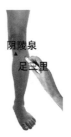

图11-90　隔姜灸脾俞　　图11-91　隔附子饼灸命门、肾俞　　图11-92　艾灸足三里

配穴

　　精神倦怠者，加气海；少气懒言者，加膻中。用艾条温和灸，灸10～15分钟左右。（图11-93、图11-94）

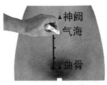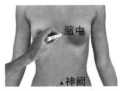

图11-93　艾灸气海　　图11-94　艾灸膻中

【主症】颧红唇赤，虚烦少寐，潮热盗汗，头昏目眩，耳鸣心悸，敏感易怒，形寒肢冷，腰膝酸软，月经闭止，性欲减退。舌质淡，脉沉无力。

【取穴】肾俞、关元、太溪、三阴交、胃脘下俞。

灸法

　　肾俞、关元有补肾温阳的作用，太溪、三阴交有滋补肾阴的作用，胃脘下俞有养阴清热、润燥止渴的作用。胃脘下俞、肾俞、关元均可用中艾炷无瘢痕灸，灸5~7壮；三阴交、太溪用艾条温和灸，灸5~10分钟。每日或隔日1次，10次为1疗程。（图11-95、图11-96、图11-97、图11-98）

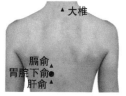

图 11-95　无瘢痕灸胃脘下俞

图 11-96　无瘢痕灸肾俞

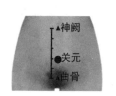

图 11-97　无瘢痕灸关元

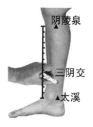

图 11-98　艾灸三阴交、太溪

小贴士 更年期是女性正常的生理过程，患者应解除对更年期的顾虑与担忧；起居规律，调畅情志；锻炼身体，增强体质，培养兴趣爱好，减少思想顾虑；减少含糖多及高脂肪类食物的摄入。

子宫脱垂

一、概述

子宫脱垂系指子宫从正常位置沿阴道下降到坐骨棘水平以下，甚至脱出阴道口外者，称子宫脱垂。本病主要是平时体质虚弱，产育过多，分娩时产程延长，用力过猛，或处理不妥当，损伤胞络，盆底肌肉及筋膜过度松弛或损伤，同时产后没有充分休息，过早参加重体力劳动，持续下班或站立工作，致使阴道前壁及后壁随同子宫脱垂而膨出体外。

本病属于中医学"阴挺"的范畴。

二、证候表现及灸法治疗

本病多归为气虚不固、肾虚不固两个类型。

气虚不固子宫下移或脱出阴道口外，自觉小腹下坠，有物从阴中脱出，劳则加剧。四肢无力，少气懒言，面色少华，尿频，带下量多，质稀色白。舌淡苔薄，脉虚细。

肾虚不固阴中有物脱出。腰酸膝软，小腹下坠，小便频数，夜间尤甚，头晕耳鸣。舌淡红，脉沉弱。

1. 气虚不固

【主症】子宫下移或脱出阴道口外，自觉小腹下坠，有物从阴中脱出，劳则加剧。四肢无力，少气懒言，面色少华，尿频，带下量多，质稀色白。舌淡苔薄，脉虚细。

【取穴】足三里、气海、百会、子宫。

灸法

足三里、气海补益中气，百会能升阳举陷，子宫为经外奇穴，是治疗子宫脱垂的经验穴，可用艾条温和灸或温针灸，灸10～15分钟。每日1次，10次为1疗程。（图11-99、图11-100、图11-101、图11-102）

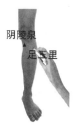

图 11-99　艾灸足三里

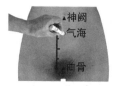

图 11-100　艾灸气海

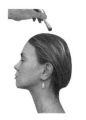

图 11-101　艾灸百会

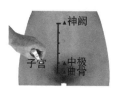

图 11-102　艾灸子宫

配穴

心悸者，加心俞、内关；食欲不振者，加中脘、脾俞，眩晕者，加肝俞。均施艾条温和灸10～15分钟。（图11-103、图11-104、图11-105、图11-106）

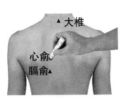

图 11-103　艾灸心俞

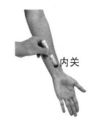

图 11-104　艾灸内关

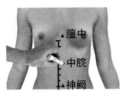

图 11-105　艾灸中脘

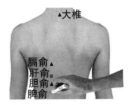

图 11-106　艾灸脾俞、肝俞

2. 肾虚不固

【主症】阴中有物脱出。腰酸膝软，小腹下坠，小便频数，夜间尤甚，头晕耳鸣。舌淡红，脉沉弱。

【治则】温肾纳气，升阳举陷。

【取穴】百会、子宫、肾俞、命门。

灸法

百会、子宫能升阳举陷，可用艾条温和灸或温针灸，灸10～15分钟，肾俞、命门培本固元、温补脾肾，用大艾炷隔姜或附子饼灸，灸7～14壮。隔日1次，10次为1疗程。（图11-107、图11-108、图11-109）

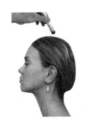

图 11-107　艾灸百会

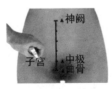

图 11-108　艾灸子宫

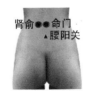

图 11-109　隔附子饼灸命门、肾俞

便溏者，加水分，用艾条温和灸15分钟；畏寒肢冷者，加腰阳关，施温灸盒灸10～15分钟；浮肿、尿少者，加水道，用艾条施温和灸15分钟。（图11-110）

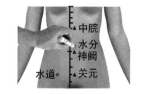

图 11-110　艾灸水分、水道

小贴士

子宫脱垂完全可以预防。如果发现子宫复位不佳，要遵医嘱纠正。至于患有慢性咳嗽及习惯性便秘的妇女，应积极治疗。治疗期间，患者应避免负重，过久下蹲，禁房事，此外，还应配合提肛锻炼。同时可配合艾灸、中药等方法治疗。

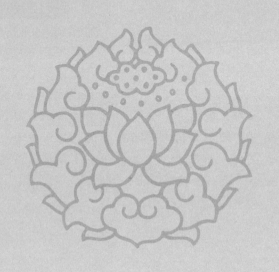

第十二章

儿科疾病艾灸疗法

小儿肺炎

一、概述

小儿肺炎是指由呼吸道合胞病毒、腺病毒、甲型流感病毒、副流感病毒、肺炎链球菌、葡萄球菌、革兰阴性菌、支原体、衣原体、过敏源等因素所引起的肺部炎症。临床主要表现为发热、咳嗽、气促、呼吸困难，重症患者可累及循环、神经及消化系统而出现相应的临床症状。

小儿肺炎相当于中医儿科学的"肺炎喘嗽"。

二、证候表现及灸法治疗

肺炎喘嗽有常证和变证之分。常证有风寒闭肺、肺热闭肺、痰热闭肺、毒热闭肺、阴虚闭肺、肺脾气虚等证型；变证有心阳虚衰、邪陷厥阴等证型。

小儿肺炎应该积极控制炎症，改善肺的通气功能，防止并发症。

1. 风寒闭肺证

【主症】恶寒发热，无汗，咳呛不爽，呼吸气急，痰白而稀，口
　　　　不渴，咽不红，舌质不红，舌苔薄白或白腻，脉浮紧，
　　　　指纹浮红。

【取穴】风门、肺俞、身柱、丰隆。

灸法

　　　风门为督脉、足太阳之会，能解表、疏散风寒，肺俞为肺的俞穴，能够宣肺止咳，身柱属于督脉，能解表退热，三穴用中艾炷无瘢痕灸，每穴灸7壮；丰隆为足阳明胃经之络穴，能够健脾化痰、止咳平喘，用艾条温和灸，灸5~10分钟。每日1次，10次为1疗程。（图12-1、图12-2）

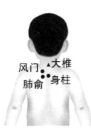

图 12-1 无瘢痕灸风门、肺俞、身柱

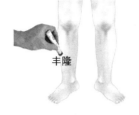

图 12-2 艾灸丰隆

配穴

　　呼吸气急者，加膻中，宽胸理气、舒展气机，采用艾条温和灸5～10分钟；发热者，加大椎，先用艾条施温和灸5～10分钟，后刺络拔罐，放血量3～5毫升；无汗者，加合谷、复溜，用艾条温和灸5～10分钟。（图12-3、图12-4、图12-5、图12-6）

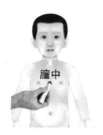

图 12-3 艾灸膻中

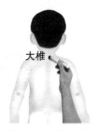

图 12-4 艾灸大椎

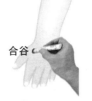

图 12-5 艾灸合谷

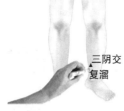

图 12-6 艾灸复溜

【主症】初起症状稍轻，发热恶风，咳嗽气急，痰多，痰稠黏或黄，口渴咽红，舌红，苔薄白或黄，脉浮数；重证则见高热烦躁，咳嗽微喘，气急鼻煽，喉中痰鸣，面色红赤，便干尿黄，舌红苔黄，脉滑数，指纹紫滞。

【取穴】大椎、尺泽、外关、天突。

灸法

　　大椎属于督脉，为手足三阳、督脉之交会穴，能够解在表之风邪，又能清在里之热邪，尺泽为手太阴之合穴，"合主逆气而泄"，以上二穴先用艾条温和灸3～5分钟，后刺络拔罐，放血量3～5毫升；天突为任脉和阴维脉之交会穴，能降逆气、止咳平喘，用艾条做温和灸3～5分钟；外关为手少阳之络穴，能疏散风热，用清艾条做温和灸，3～5分钟。隔日1次，10次为1疗程。（图12-7、图12-8、图12-9、图12-10）

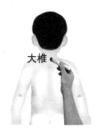

图12-7　艾灸大椎

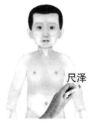

图12-8　艾灸尺泽

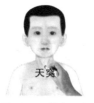

图12-9　艾灸天突

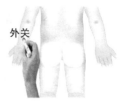

图12-10　艾灸外关

艾灸
疗法治百病

配穴

　　痰多者，加丰隆，用清艾条灸5分钟左右；气喘鼻煽者，加定喘，用艾条温和灸3~5分钟。（图12-11、图12-12）

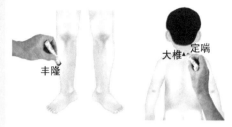

图 12-11　艾灸丰隆　　图 12-12　艾灸定喘

3. 痰热闭肺证

【主症】发热烦躁，咳嗽喘促，呼吸困难，气急鼻煽，喉间痰鸣，口唇紫绀，面赤口渴，胸闷胀满，泛吐痰涎，舌质红，舌苔黄，脉象弦滑。

【取穴】大椎、曲池、丰隆、定喘。

灸法

　　大椎属于督脉，曲池为手阳明之合穴，二穴有清泄实热的作用，先用艾条温和灸3~5分钟，再用三棱针点刺放血5毫升；定喘能降气止咳、平喘化痰，丰隆有健脾化痰的作用，是临证化痰首选穴，二穴分别用艾条施温和灸3~5分钟。隔日1次，10次为1疗程。（图12-13、图12-14、图12-15、图12-16）

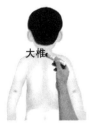
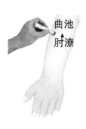

图 12-13　艾灸大椎　　图 12-14　艾灸曲池

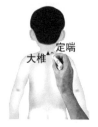
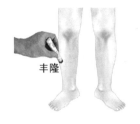

图12-15 艾灸定喘　　　图12-16 艾灸丰隆

配穴

　　胸闷胀满者，加具有宽胸理气、舒展气机作用的膻中，用艾条做温和灸，灸5分钟左右。（图12-17）

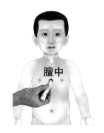

图12-17 艾灸膻中

4. 毒热闭肺证

【主症】高热持续，咳嗽剧烈，气急鼻煽，甚至喘憋，涕泪俱无，鼻孔干燥如烟煤，面赤唇红，烦躁口渴，溲赤便秘，舌红而干，舌苔黄腻，脉滑数。

【取穴】大椎、曲池、尺泽、少商。

灸法

　　大椎是清泄热邪的常用穴，曲池亦能清泄实热，尺泽、少商分别为手太阴之合穴、井穴，重在清泄肺热。四穴均先用艾条温和灸3～5分钟，然后用三棱针刺络，出血量5毫升左右。隔日1次，10次为1疗程。（图12-18、图12-19、图12-20、图12-21）

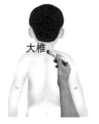

图 12-18　艾灸大椎

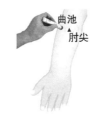

图 12-19　艾灸曲池

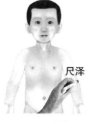

图 12-20　艾灸尺泽

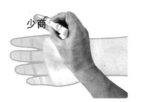

图 12-21　艾灸少商

配穴

咳嗽气急者，加天突、膻中，用清艾条灸3～5分钟；便秘者，加天枢、水道，用艾条温和灸3～5分钟。（图12-22、图12-23）

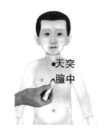

图 12-22　艾灸天突、膻中

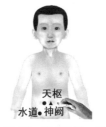

图 12-23　艾灸天枢、水道

5. 阴虚肺热证

【主症】病程较长，低热盗汗，干咳无痰，面色潮红，舌红少津，舌苔花剥、苔少或无苔，脉细数。

【取穴】肺俞、膏肓、太溪、三阴交。

灸法

　　肺俞为肺的俞穴，能够宣肺止咳喘，膏肓能调理肺气，二穴施小艾炷无瘢痕灸，点燃艾炷后，用口吹旺其火，快燃快灭，并且灸毕不按其穴，以起到祛散热邪的作用，旨在泄肺之虚热；太溪为足少阴之原穴，能够滋阴清热，三阴交为足太阴、厥阴、少阴之交会穴，即能健脾化痰，又能补肝肾之阴，二穴分别施艾条温和灸，每穴灸5分钟左右。隔日1次，10次为1疗程。（图12-24、图12-25、图12-26）

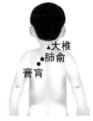 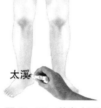 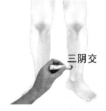

图12-24　无瘢痕灸肺俞、膏肓　　图12-25　艾灸太溪　　图12-26　艾灸三阴交

配穴

　　低热者，加水泉，用艾条温和灸，灸5分钟左右；盗汗者，加阴郄、复溜，用艾条温和灸，每穴灸5分钟左右。（图12-27、图12-28、图12-29）

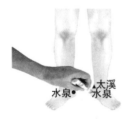 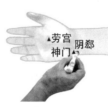 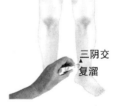

图12-27　艾灸水泉　　图12-28　艾灸阴郄　　图12-29　艾灸复溜

6. 肺脾气虚证

【主症】低热起伏不定，面白少华，动则汗出，咳嗽无力，纳差便溏，神疲乏力，舌质偏淡，舌苔薄白，脉细无力。

【取穴】肺俞、脾俞、足三里、丰隆。

灸法

肺俞、脾俞分别为肺、脾之俞穴，二穴相配，有补益肺气、健脾化痰、培土生金的作用，肺俞、脾俞分别用大艾炷无瘢痕灸，每穴灸7壮；足三里能够健脾和胃，理气降逆，肺脾气虚，水湿停滞，郁久化痰，故取化痰圣穴丰隆，二穴用艾条温和灸，每穴施灸10～15分钟。每日1次，10次为1疗程。（图12-30、图12-31、图12-32、图12-33）

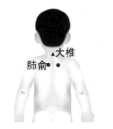

图12-30　无瘢痕灸肺俞

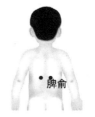

图12-31　无瘢痕灸脾俞

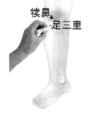

图12-32　艾灸足三里

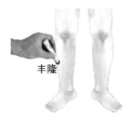

图12-33　艾灸丰隆

配穴

纳差者，加中脘、建里，分别用艾条温和灸，灸10～15分钟；便溏者，加气海，用艾条温和灸，灸10～15分钟。（图12-34、图12-35）

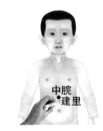

图12-34　艾灸中脘、建里

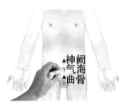

图12-35　艾灸气海

小贴士

小儿应加强体育锻炼，增强体质；气候冷暖不调时，随时增减衣服，防止着凉；感冒流行期间勿去公共场所，防止感受时邪病毒。

风热闭肺、痰热闭肺、毒热闭肺、阴虚肺热等证型不宜首选灸法，可采用毫针刺法、三棱针放血、皮肤针叩刺、刺络拔罐等方法治疗。肺炎喘嗽的两个变证——心阳虚衰和邪陷厥阴证，临证应采取中西医综合诊疗。

百日咳

一、概述

百日咳是由百日咳杆菌引起的急性呼吸道传染病。临床症状以阵发性痉挛性咳嗽为特征，病程可达2～3个月。

百日咳属中医儿科学"顿咳"范畴。

　　百日咳临床分为初咳期、痉咳期和恢复期，初咳期以邪犯肺卫证型为主，痉咳期以痰火阻肺证型为主，恢复期以气阴耗伤证型为主。

1. 邪犯肺卫证

【主症】咳嗽，喷嚏，鼻塞流涕，或有发热，2～3天后咳嗽日渐加剧，日轻夜重，痰稀白量少，或痰稠不易咯出，尚未出现典型痉咳，舌苔薄白或薄黄，脉浮。

【取穴】风门、肺俞、列缺、合谷。

灸法

　　风门为督脉和足太阳经之交会穴，能疏风解表，肺俞为肺的俞穴，能够宣畅肺气、止咳化痰、调和营卫，二穴用中艾炷无瘢痕灸，灸7壮；列缺能降肺气、止咳利咽，合谷能解表清热，二穴可分别采用艾条温和灸，每穴灸5～10分钟。隔日1次，10次为1疗程。（图12-36、图12-37、图12-38）

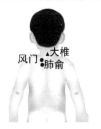
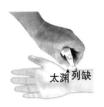

图12-36　无瘢痕灸风门、　　　图12-37　艾灸列缺　　图12-38　艾灸合谷
　　　　　　肺俞

配穴

　　身热者，加大椎、尺泽，先用艾条温和灸，灸3～5分钟后刺络拔罐，出血量3～5毫升；有痰者，加丰隆，用艾条温和灸，灸5～10分钟。（图12-39、图12-40、图12-41）

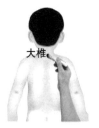
图12-39 艾灸大椎

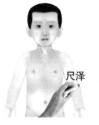
图12-40 艾灸尺泽

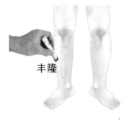
图12-41 艾灸丰隆

2. 痰火阻肺证

【主症】痉咳期咳嗽连作，持续难止，日轻夜重，伴有深吸气样鸡鸣声，吐出痰涎后痉咳暂时缓解，但不久又反复发作，昼夜痉咳重则多达40～50次。舌质红，苔薄黄，脉数。

【取穴】大椎、尺泽、丰隆、天突。

配穴

　　大椎属于督脉，为手足三阳、督脉之交会穴，有清泄热邪的作用，尺泽为手太阴之合穴，能够清泄肺热，二穴先用艾条温和灸3～5分钟，然后刺络拔罐，出血量在5毫升左右；丰隆是足阳明胃经之络穴，能够健脾化痰，天突能宣肺化痰、清利咽喉，以上二穴分别用艾条温和灸，每穴灸3～5分钟。隔日1次，10日为1疗程。（图12-42、图12-43、图12-44、图12-45）

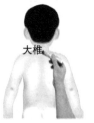
图12-42 艾灸大椎

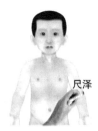
图12-43 艾灸尺泽

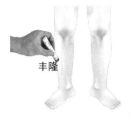
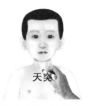

丰隆

天突

图12-44　艾灸丰隆　　　图12-45　艾灸天突

配穴

　　痉咳期应加强降气化痰的力度，咳嗽连作者，加列缺、膻中、内关，用艾条施温和灸，每穴灸3~5分钟。（图12-46、图12-47、图12-48）

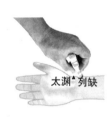
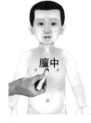
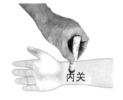

太渊　列缺

膻中

内关

图12-46　艾灸列缺　　图12-47　艾灸膻中　　图12-48　艾灸内关

3. 气阴耗伤证

【主症】干咳无痰，或痰少而稠，声音嘶哑，低热，颧红盗汗，烦躁，夜寐不宁，口干，舌红，苔少或无苔，脉细数。或表现为咳声无力，痰白清稀，神疲乏力，气短懒言，纳差食少，自汗，大便不实，舌淡，苔薄白，脉细弱。

【取穴】肺俞、脾俞、足三里、三阴交。

肺俞为肺的俞穴，有补益肺气的作用，脾俞为脾之俞穴，能健脾益气、培土生金，二穴用中艾炷无瘢痕灸，每穴灸7壮，灸至皮肤局部温热红润为度；足三里属胃经，能够健脾和胃，扶正培元，三阴交为脾、肝、肾三条阴经之交会穴，即能健脾和胃、又能补益肝肾，二穴用艾条温和灸，每穴灸5～10分钟。隔日1次，10次为1疗程。（图12-49、图12-50、图12-51、图12-52）

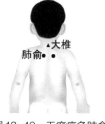

图 12-49　无瘢痕灸肺俞

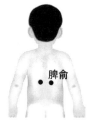

图 12-50　无瘢痕灸脾俞

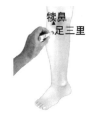

图 12-51　艾灸足三里

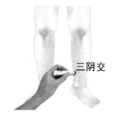

图 12-52　艾灸三阴交

 配穴

纳差食少者，可加中脘；有痰者，加丰隆健脾化痰以止咳；夜寐不宁者，加内关、神门；盗汗者，加阴郄、复溜；自汗者，加合谷、复溜。根据伴随症状严重程度，用艾条温和灸，灸5分钟左右。（图12-53、图12-54、图12-55、图12-56、图12-57）

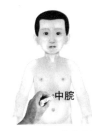
图 12-53　艾灸中脘

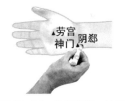
图 12-54　艾灸阴郄、神门

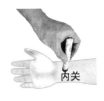
图 12-55　艾灸内关

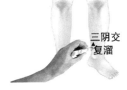
图 12-56　艾灸复溜

图 12-57　艾灸合谷

> **小贴士**　百日咳属于传染病，应该做好隔离工作，保持居室空气新鲜，避免接触烟尘、异味、辛辣等刺激物；饮食要富含营养易消化，避免煎炸辛辣酸咸等刺激性食物；患儿要有充足的睡眠；保持心情愉快。

小儿腹泻

一、概述

小儿腹泻，是一组由轮状病毒、细菌、真菌、寄生虫等感染性因素，和饮食、过敏、先天酶缺陷及气候等非感染性因素引起的以大便次数增多、性状改变为特点的消化道综合征。小儿腹泻可以分为感染性腹泻和非感染性腹泻。小儿非感染性腹泻的临床表现有：食欲不振，偶有溢乳或呕吐，大便次数增多，量少质稀薄，呈黄绿色，味酸，有奶瓣和泡沫，无脱水及全身中毒症状，多在数日内痊愈；感染性腹泻的临床表现除有较重的胃肠道症状外，还有较明显的脱水、电解质紊乱，和发热、精神烦躁或萎靡、嗜睡、昏迷、休克等全身中毒症状。

小儿腹泻相当于中医儿科学的"小儿泄泻"。

二、证候表现及灸法治疗

小儿泄泻临床分为湿热泻、风寒泻、伤食泻、脾虚泻、脾肾阳虚泻等证型。

小儿腹泻是造成小儿营养不良、生长发育障碍的主要原因之一，因此，家长应带患儿去医院寻求医生帮助的同时，要做好辅助治疗。

1. 湿热泻

【主症】大便水样，或如蛋花汤样，泻下急迫，量多次频，气味秽臭，或见少许黏液，腹痛时作，食欲不振，或伴呕恶，神疲乏力，或发热烦闹，口渴，小便短黄，舌质红，苔黄腻，脉滑数，指纹紫。

【取穴】上巨虚、下巨虚、水道、阴陵泉。

灸法

水道属于足阳明胃经，能健脾利水，阴陵泉为足太阴之合穴，能健脾利湿，"治泻不利小便，非其治也"，上巨虚、下巨虚均属足阳明胃经，分别为大肠、小肠之下合穴，能调和胃肠、利湿止泻，上述四穴均可用艾条施温和灸，以局部潮红湿润为度，每穴灸3~5分钟。隔日1次，10次为1个疗程。（图12-58、图12-59、图12-60）

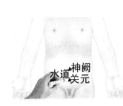

图 12-58　艾灸水道

图 12-59　艾灸阴陵泉

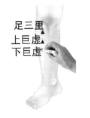

图 12-60　艾灸上、下巨虚

配穴

　　伴发热、口渴等表证者，加大椎、曲池，用艾条温和灸，灸5分钟后，用三棱针刺络，放血量5毫升，以清泄表里之热邪；呕恶者，加内关，用艾条温和灸，灸3~5分钟；神疲乏力者，加足三里，用艾条温和灸，灸5分钟左右。（图12-61、图12-62、图12-63、图12-64）

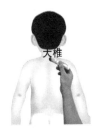

图 12-61　艾灸大椎

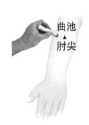

图 12-62　艾灸曲池

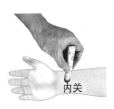

图 12-63　艾灸内关

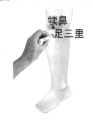

图 12-64　艾灸足三里

2. 风寒泻

【主症】大便清稀，夹有泡沫，臭气不甚，肠鸣腹痛，或伴恶寒
发热，鼻流清涕，咳嗽，舌质淡，苔薄白，脉浮紧，指
纹淡红。

【取穴】大椎、风门、水分、天枢。

大椎、风门能疏风解表，用中艾炷做无瘢痕灸，
灸7壮；水分能健脾利湿，调和肠胃，天枢为大肠之募
穴，是治疗泄泻及便秘的首选穴，二穴分别用艾条温和
灸，灸5~10分钟。每日或隔日1次，10次为1个疗程。
（图12-65、图12-66）

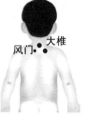
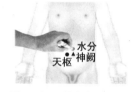

图12-65　无瘢痕灸大椎、风门　　图12-66　艾灸水分、天枢

发热者，加尺泽、曲池，先用艾条温和灸3~5分
钟，再做皮肤针叩刺、拔罐，出血量为3~5毫升；鼻流清
涕者，加肺俞，用中艾炷无瘢痕灸，灸7壮。（图12-67、
图12-68、图12-69）

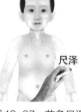

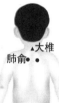

图12-67　艾灸尺泽　　图12-68　艾灸曲池　　图12-69　无瘢痕灸肺俞

艾灸
疗法治百病

【主症】大便稀溏，夹有乳凝块或食物残渣，气味酸臭如败卵，脘腹胀满，便前腹痛，泻后痛减，腹痛拒按，嗳气酸馊，或有呕吐，不思乳食，夜卧不安，苔黄厚腻，脉滑，指纹滞。

【取穴】中脘、梁门、上巨虚、下巨虚、天枢。

灸法

　　中脘为胃之募穴，又是腑会，能健脾和胃，化湿消滞，梁门能健脾胃、助运化，二穴用艾条回旋灸，每穴灸5～10分钟；天枢为大肠之募穴，能调理肠胃、消导积滞，用温针灸，毫针刺入穴位得气后，在针柄上裹以纯艾绒点燃施灸；上巨虚、下巨虚分别为大肠、小肠之下合穴，取之调理肠胃、消导积滞之功，二穴分别用艾条温和灸，每穴灸3～5分钟。隔日1次，10次为1个疗程。（图12-70、图12-71、图12-72）

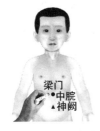
图12-70　艾灸中脘、梁门

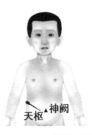
图12-71　温针灸天枢

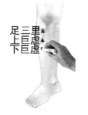
图12-72　艾灸上、下巨虚

配穴

　　脘腹胀满者，加下脘、建里，用艾条回旋灸5分钟左右；腹痛甚者，加大横、合谷，分别用温针灸。（图12-73、图12-74）

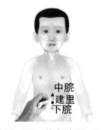

图 12-73　艾灸建里、下脘　　　图 12-74　艾灸合谷

4. 脾虚泻

【主症】大便稀溏，色淡不臭，多于食后作泻，时轻时重，面色
　　　　萎黄，形体消瘦，神疲倦怠，舌淡苔白，脉缓弱，指纹
　　　　淡。

【取穴】脾俞、胃俞、足三里、气海。

灸法

　　　　脾俞、胃俞分别为脾、胃之俞穴，能健脾和胃、利
湿止泻，二穴分别用大艾炷无瘢痕灸，每穴灸7壮；足
三里、气海均为健脾益气常用穴，分别用艾条温和灸，
每穴灸10～15分钟。每日1次，10次为1疗程。（图12-75、
图12-76、图12-77）

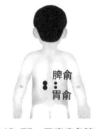
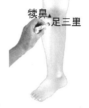
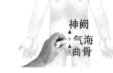

图 12-75　无瘢痕灸脾俞、　　图 12-76　艾灸足三里　　图 12-77　艾灸气海
　　　　　　胃俞

配穴

便溏甚者，加水分、阴陵泉，分别用艾条温和灸，灸10～15分钟。（图12-78、图12-79）

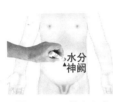

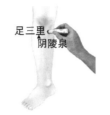

图12-78　艾灸水分　　图12-79　艾灸阴陵泉

5. 脾肾阳虚泻

【主症】久泻不止，大便清稀，澄澈清冷，完谷不化，或见肛脱，形寒肢冷，面色白，精神萎靡，睡时露睛，舌淡苔白，脉细弱，指纹色淡。

【取穴】神阙、关元、命门、脾俞。

灸法

脾俞、命门，取之健脾益气、温阳补肾之功，二穴分别用大艾炷隔姜灸或隔附子饼灸，每穴灸7～14壮；神阙能固脱止泻，用隔盐灸，将细盐填入脐中，放一片薄姜片，将大艾炷放在薄姜片上，灸7～14壮；关元为小肠之募穴，能培本固元、温补脾肾，用大艾炷隔姜或附子饼灸，灸7～14壮。每日1～2次，10次为1个疗程。（图12-80、图12-81、图12-82、图12-83）

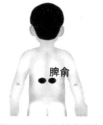

图 12-80　隔姜灸脾俞

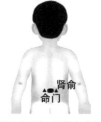

图 12-81　隔姜灸命门

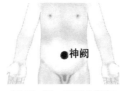

图 12-82　隔盐灸神阙

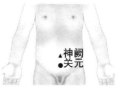

图 12-83　无瘢痕灸关元

配穴

脱肛者，加百会、长强，百会用雀啄灸5～10分钟，长强用艾条温和灸，灸15分钟；形寒肢冷者，加腰阳关，用大艾炷隔附子饼灸，灸7～14壮。（图12-84、图12-85、图12-86）

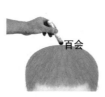

图 12-84　艾灸百会

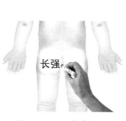

图 12-85　艾灸长强

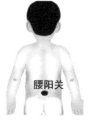

图 12-86　隔附子饼灸腰阳关

小贴士

密切观察小儿腹泻的次数及大便形状，一定要防止脱水和电解质紊乱。注意饮食卫生，食品应新鲜、清洁，饭前便后要洗手，餐具要卫生；多做户外运动，增强身体素质，防止感受病邪。

营养不良

一、概述

营养不良是由于摄入不足或食物不能充分利用，以致不能维持正常代谢，迫使机体消耗自身组织，所致的一种营养缺乏症，临床上以体重明显减轻、皮下脂肪减少、皮下水肿为特征，常伴有各器官系统的功能紊乱。临床常见三种类型：消瘦型、浮肿型、消瘦—浮肿型。消瘦型营养不良症见：体重不增或下降，皮下脂肪和肌肉逐渐减少或消失，身高不长，智力发育落后，反应淡漠，体温低于正常，心率缓慢，心音低钝，呼吸浅表，全身肌张力低下，腹部如舟状，食欲低下，大便量少、频繁、带有黏液；浮肿型营养不良可见：全身性凹陷性水肿，肝大，毛发稀疏，易脱落；消瘦—浮肿型营养不良可表现为上述两种症型的临床表现。

营养不良属于中医学的"厌食""积滞""疳证"等范畴。

二、证候表现及灸法治疗

营养不良临床可分为脾胃气虚、脾肾阳虚、脾胃阴虚、乳食内积、疳积等证型。

小儿正处在生长发育阶段，需要足够的营养来维持身体的需要，因此，患儿家长应积极配合治疗。

1. 脾胃气虚

【主症】食欲不振，食而不化，厌恶进食，食而乏味，胸脘痞闷，嗳气泛恶，食后脘腹饱胀，大便不调，面色少华，肢倦乏力，形寒怕冷，舌淡红，苔白薄腻，脉缓无力。

【取穴】脾俞、胃俞、气海、足三里。

灸法

　　脾俞、胃俞属于足太阳膀胱经，分别为脾、胃之俞穴，能健脾和胃、补中益气，用大艾炷无瘢痕灸，灸7壮；气海有很好的益气作用，足三里为足阳明之合穴，能助胃腐熟水谷、醒脾运化，二穴分别用艾条温和灸10～15分钟。每日1次，10次为1疗程。（图12-87、图12-88、图12-89）

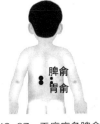
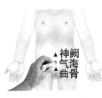

图12-87　无瘢痕灸脾俞、胃俞　　　　图12-88　艾灸气海　　图12-89　艾灸足三里

配穴

　　食欲不振者，加建里，用艾条温和灸10～15分钟；食后饱胀者，加梁门、中脘，用艾条回旋灸10～15分钟；形寒肢冷者，加关元，用大艾炷无瘢痕灸，灸7壮。（图12-90、图12-91、图12-92）

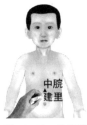
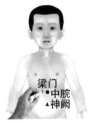
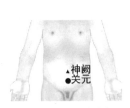

图12-90　艾灸建里　　　　图12-91　艾灸中脘、梁门　　　　图12-92　无瘢痕灸关元

【主症】不思乳食，食则饱胀，腹满喜按，面色无华，形体消瘦，神疲肢倦，形寒怕冷，大便稀溏，水肿，小便不利，舌质淡，苔薄白，脉弱。

【取穴】脾俞、肾俞、命门、关元。

灸法

　　脾俞、肾俞分别为脾、肾之俞穴，能健脾益气、温阳补肾，命门有补肾壮阳作用，为阳虚证之首选穴，脾俞用大艾炷隔姜灸，灸7～14壮，命门、肾俞相邻，在第二腰椎棘突水平，用温灸盒灸，灸10～15分钟；关元能培本固元，用大艾炷隔附子饼灸7～14壮。每日1～2次，10次为1疗程。（图12-93、图12-94）

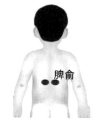
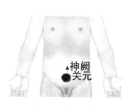

图12-93　隔姜灸脾俞　　　　图12-94　隔附子饼灸关元

配穴

　　形寒肢冷者，加腰阳关，用大艾炷无瘢痕灸，灸7～14壮；便溏者，加水分，用艾条施温和灸，灸15分钟左右；水肿者，加水道，用艾条温和灸15分钟左右。（图12-95、图12-96、图12-97）

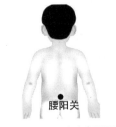

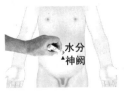

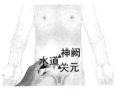

图 12-95　无瘢痕灸腰阳关　　图 12-96　艾灸水分　　图 12-97　艾灸水道

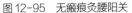

3. 脾胃阴虚证

【主症】不思进食，食少饮多，皮肤失润，大便偏干，小便短
　　　　黄，甚或烦躁少寐，手足心热，舌红少津，苔少或花
　　　　剥，脉细数。

【取穴】中脘、下脘、三阴交、太溪。

　　　　中脘为胃之募穴，又是腑会，下脘能够健脾和
胃，用清艾条施温和灸，各灸5分钟左右；三阴交能
健脾胃、益肝肾之阴，太溪为足少阴之原穴，能够养
阴清热，二穴用清艾条，施温和灸，灸5分钟左右。
隔日1次，10次为1个疗程。（图12-98、图12-99、
图12-100）

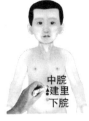

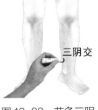

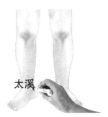

图 12-98　艾灸中脘、　　图 12-99　艾灸三阴　　图 12-100　艾灸太溪
　　　　　下脘　　　　　　　　交

配穴

大便偏干者，加水道、天枢，用温针灸；失眠者，加神门，用清艾条灸5分钟左右。（图12-101、图12-102）

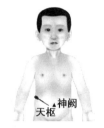

图12-101　温针灸天枢

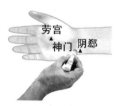

图12-102　艾灸神门

4. 乳食内积证

【主症】不思乳食，嗳腐吞酸或呕吐食物、乳片，脘腹胀满疼痛，大便酸臭，烦躁啼哭，夜眠不安，手足心热，舌质红，苔厚腻，脉象弦滑。

【取穴】中脘、梁门、天枢、上巨虚。

灸法

中脘、梁门属胃经，能够健脾和胃、消滞助运，天枢为大肠之募穴，能调理肠胃、理气化湿，三穴可以采用温针灸，毫针刺入穴位得气后，在针柄上裹以纯艾绒点燃；上巨虚为大肠之下合穴，能调和胃肠，用艾条温和灸，灸3～5分钟。隔日1次，10次为1个疗程。（图12-103、图12-104）

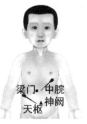

图12-103　温针灸天枢、中脘

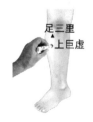

图12-104　艾灸上巨虚

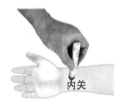

嗳腐吞酸者，加公孙，用艾条温和灸，灸3～5分钟；呕吐者，加内关，用艾条温和灸，灸3～5分钟。（图12-105）

图12-105　艾灸内关

5. 疳积证

【主症】形体明显消瘦，面色不华，肚腹膨胀，甚则青筋暴露，毛发稀疏干枯，精神萎靡，性情烦躁，夜卧不宁，揉眉擦眼挖鼻孔，吮指磨牙，食欲不振，或善食易饥，或嗜食异物，大便不调，舌淡，苔腻，脉沉细而滑。

【取穴】建里、足三里、脾俞、四缝。

灸法

脾俞为脾之俞穴，能助运健脾，用中艾炷无瘢痕灸，灸7壮；建里能健脾和胃、消食导滞，用艾条温和灸5～10分钟；四缝为治疗疳积之经验穴，经典做法是点刺放血，可改为用艾条施雀啄灸5～10分钟；足三里能健脾和胃，扶正培元，理气导滞，可用艾条施温和灸，灸5～10分钟。每日或隔日1次，10次为1个疗程。（图12-106、图12-107、图12-108）

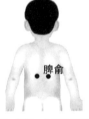

图12-106　无瘢痕灸脾俞

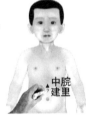

图12-107　艾灸建里

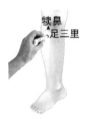

图12-108　艾灸足三里

> **小贴士**
>
> 　　营养不良患儿应随时纠正饮食习惯，要荤素搭配得当，多吃蔬菜及粗粮，饭菜多样化，讲究色香味，以促进食欲，不挑食，不偏食，饮食定时定量；注意生活起居，衣着要柔软，注意保暖；加强精神调护，保持良好情绪。

小儿遗尿

一、概述

　　小儿遗尿症是指小儿（≥5岁）在睡眠状态下不自主排尿（≥2次/周），持续6个月以上。导致遗尿的病因有控制排尿能力延迟成熟、夜间抗利尿激素分泌不足、尿道炎症、肾脏疾患、脊柱裂、脊髓损伤、骶部神经功能障碍、大脑发育不全、膀胱容积过小等疾病因素，以及环境、精神心理、遗传等因素和卫生习惯等。遗尿可分为原发性遗尿与继发性遗尿。原发性遗尿多表现为夜间尿床，日间尿频、尿急或排尿困难、尿流细等症状；继发性遗尿多继发于下尿路梗阻、膀胱炎、神经原性膀胱等疾病。

　　遗尿中西医同名。

二、证候表现及灸法治疗

　　小儿遗尿临床可分为肾气不足、肺脾气虚、心肾不交、肝经湿热等证型。

　　遗尿患儿生活要规律，配合灸法治疗，效果会更显著。

【主症】寐中遗尿可达数次，小便清长，面白少华，神疲乏力，智力较同龄儿稍差，畏寒肢冷，舌质淡，苔白滑，脉沉无力。

【取穴】中极、肾俞、关元、气海。

灸法

　　肾俞为肾之俞穴，能补益肾气，用大艾炷隔附子饼灸，灸7壮；气海能益气固肾，关元能培本固元、温暖下焦，中极为膀胱之募穴，能固摄膀胱，三穴均可用大艾炷隔附子饼灸，灸7壮。每晚睡前灸治1次，10次为1个疗程。（图12-109、图12-110）

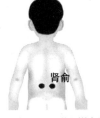

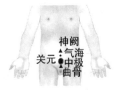

图12-109　隔附子饼灸肾俞

图12-110　隔附子饼灸气海、关元、中极

配穴

　　神疲乏力者，加足三里，用艾条温和灸10～15分钟；智力低下者，加百会，用艾条做雀啄灸5分钟；畏寒肢冷者，加腰阳关，用艾条温和灸10～15分钟。（图12-111、图12-112、图12-113）

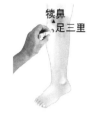

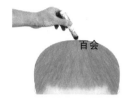

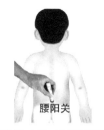

图 12-111　艾灸足三里　　图 12-112　艾灸百会　　图 12-113　艾灸腰阳关

2. 肺脾气虚证

【主症】夜间遗尿，日间尿频而量多，经常感冒，面色少华，神疲乏力，食欲不振，大便溏薄，舌质淡红，苔薄白，脉沉无力。

【取穴】中极、肺俞、脾俞、百会。

灸法

　　百会是升举阳气之要穴，用艾条雀啄灸5分钟；肺俞为肺的俞穴，能够宣肺补虚、通调水道，脾俞为脾之俞穴，能健脾益气、运化水湿，二穴用大艾炷无瘢痕灸，灸7壮；中极为膀胱之募穴，能约束膀胱，治疗水病，用大艾炷隔姜灸或隔附子饼灸，灸7壮。每日晚睡前灸治1次，10次为1个疗程。（图12-114、图12-115、图12-116）

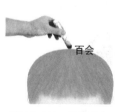

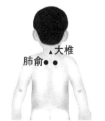

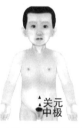

图 12-114　艾灸百会　　图 12-115　无瘢痕灸肺俞　　图 12-116　隔附子饼灸中极

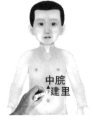

配穴

食欲不振者，加建里；易感冒者，加气海；便溏者，加阴陵泉。根据病情，用艾条温和灸，10～15分钟。（图12-117、图12-118、图12-119）

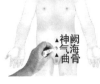

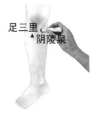

图12-117　艾灸建里　　　图12-118　艾灸气海　　　图12-119　艾灸阴陵泉

3. 心肾不交证

【主症】梦中遗尿，寐不安宁，烦躁叫扰，白天多动少静，难以自制，五心烦热，形体较瘦，舌质红，苔薄少津，脉沉细而数。

【取穴】膀胱俞、心俞、肾俞、太溪、三阴交。

灸法

心俞、肾俞、膀胱俞分别为心、肾、膀胱之俞穴，有补益心肾、固摄膀胱的作用，三穴用小艾炷无瘢痕灸3～5壮；太溪、三阴交能滋补肾阴，使心火不能独亢，用艾条温和灸5分钟左右。隔日1次，10次为1疗程。（图12-120、图12-121、图12-122、图12-123）

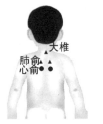

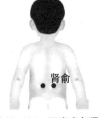

图12-120　无瘢痕灸心俞　　　图12-121　无瘢痕灸肾俞

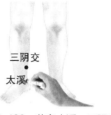

图 12-122　无瘢痕灸膀胱俞　　　图 12-123　艾灸太溪、三阴交

配穴

失眠多梦者，加神门，用艾条温和灸5分钟左右。

4. 肝经湿热证

【主症】寐中遗尿，小便量少色黄，性情急躁，夜梦纷纭或寐中齘齿，目睛红赤，舌质红，苔黄腻，脉滑数。

【取穴】中极、膀胱俞、次髎、阴陵泉。

灸法

膀胱俞为膀胱之俞穴，次髎亦属膀胱经，二穴能清热利湿、通利水道，用小艾炷无瘢痕灸，施泻法，燃灸时用口吹旺其火，促其快燃快灭，做3～5壮；中极为膀胱之募穴，能约束膀胱，治疗水病，用清艾条施温和灸3～5分钟；阴陵泉为足太阴之合穴，能健脾利湿，用清艾条施温和灸3～5分钟。隔日1次，10次为1疗程。（图12-124、图12-125、图12-126）

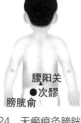 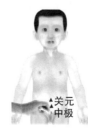 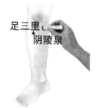

图 12-124　无瘢痕灸膀胱俞、次髎　　图 12-125　艾灸中极　　图 12-126　艾灸阴陵泉

配穴　　每晚睡前用皮肤针叩刺曲骨、中极，3～10分钟后令患儿排尿。

小贴士　　家长不要嘲笑、斥责或惩罚患儿，以免加重其心理负担。家长要帮患儿建立合理的生活制度，训练良好的排尿习惯，减轻心理负担。

惊厥

一、概述

惊厥是指全身性或身体某一局部肌肉不自主地强烈收缩。高热、脑膜炎、脑炎、血钙过低、大脑发育不全等可致惊厥。其表现为突然的全身或局部肌群呈强直性和阵挛性抽搐，常伴有意识障碍。

惊厥相当于中医学儿科中的急惊风。

二、证候表现及灸法治疗

急惊风临床有风热动风、气营两燔、邪陷心肝、湿热疫毒、惊恐惊风等证型。

惊风患儿家长要积极寻找发病原因，控制惊厥发作，在退热、抗感染的同时，可以辅以灸法控制病情。

1. 风热动风证

【主症】起病急骤，发热头痛，鼻塞流涕，咳嗽咽痛，随即出现烦躁、神昏、抽搐，舌苔薄白或薄黄，脉浮数。

【取穴】大椎、曲池、外关、合谷、太冲。

灸法

　　患儿常因高热而动风，因此，泄热是关键。大椎属督脉，为手足三阳、督脉之会，能够解表清热，曲池为手阳明之合穴，能清泄实热，二穴先用艾条施温和灸3~5分钟，再做刺络拔罐；外关也是疏风解表清热的常用穴，合谷配太冲，谓之"开四关"，能清泄表里之热、镇静安神；以上三穴均可用清艾条做温和灸，灸3~5分钟。隔日1次，10次为1疗程。（图12-127、图12-128、图12-129、图12-130、图12-131）

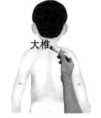　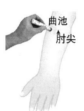　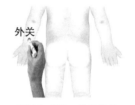

图12-127　艾灸大椎　　图12-128　艾灸曲池　　图12-129　艾灸外关

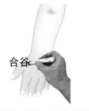　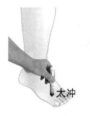

图12-130　艾灸合谷　　图12-131　艾灸太冲

配穴

　　咽痛者，加鱼际；咳嗽者，加列缺。用艾条温和灸，灸3~5分钟。（图12-132）

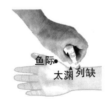

图12-132　艾灸列缺、鱼际

【主症】壮热多汗，头痛项强，恶心呕吐，烦躁，嗜睡，抽搐，口渴便秘，舌红，苔黄，脉弦数，病情严重者见高热不退，反复抽搐，神志昏迷，舌红，苔黄腻，脉滑数。

【取穴】大椎、曲泽、委中、中冲、神门。

灸法

　　大椎是实热证的首选穴之一，曲泽为手厥阴之合穴，能泄热开闭，委中为足太阳之合穴和下合穴，能清泄血分热邪，三穴均可先用艾条做温和灸3～5分钟，后刺络拔罐，放血量5毫升；神门为手少阴心经的穴位之一，能安神宁心镇静，用清艾条灸，3～5分钟；中冲为手厥阴之井穴，能开窍泄热，用细艾条做雀啄灸，灸3～5分钟。隔日1次，10次为1疗程。（图12-133、图12-134、图12-135、图12-136、图12-137）

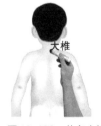
图12-133　艾灸大椎

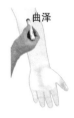
图12-134　艾灸曲泽

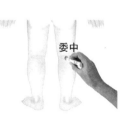
图12-135　艾灸委中

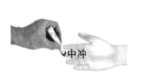
图12-136　艾灸中冲

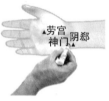
图12-137　艾灸神门

配穴

壮热多汗者，加合谷，用清艾条施温和灸3～5分钟；头痛项强者，加列缺，用清艾条施温和灸3～5分钟；便秘者，加天枢，做温针灸，毫针刺入穴位得气后，在针柄上裹以纯艾绒点燃。（图12-138、12-139、12-140）

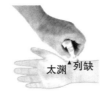

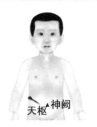

图12-138　艾灸合谷　　图12-139　艾灸列缺　　图12-140　温针灸天枢

3. 邪陷心肝证

【主症】起病急骤，高热不退，烦躁口渴，神昏谵语，反复抽搐，两目上视，舌质红，苔黄腻，脉数。

【取穴】筋缩、阳陵泉、合谷、太冲。

灸法

筋缩属于督脉，能舒筋缓急、镇惊息风，用小艾炷无瘢痕灸，灸3～5壮，艾炷点燃后，用口吹旺，促其快燃，火力较猛，快燃快灭，当患者局部灼痛时，即迅速更换艾炷再灸；阳陵泉为筋会，能清泄肝胆实热、养阴柔筋，用艾条温和灸，灸3～5分钟；合谷为手阳明之原穴，能泄热镇静，太冲为足厥阴之原穴，能平肝泄热、行血宁心，二穴合用，谓之"开四关"，用雀啄灸，各灸5～10分钟。每日2～3次，重病即止。（图12-141、图12-142）

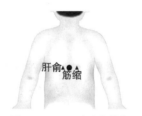
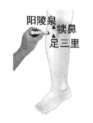

图12-141　无瘢痕灸筋缩　　　图12-142　艾灸阳陵泉

配穴　　高热不退者，加大椎、曲池，先用艾条施温和灸3～5分钟，后用三棱针点刺，出血量5毫升；神昏谵语者，加中冲，用雀啄灸5～10分钟；角弓反张者，加身柱，用小艾炷无瘢痕灸，灸3～5壮；四肢抽搐者，加曲池、申脉，用艾条温和灸，各灸3～5分钟。(图12-143、图12-144、图12-145）

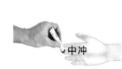
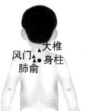
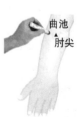

图12-143　艾灸中冲　　图12-144　无瘢痕灸身柱　　图12-145　艾灸曲池

4. 湿热疫毒证

【主症】持续高热，频繁抽风，神昏谵语，呕吐腹痛，大便黏腻或夹脓血，舌质红，苔黄腻，脉滑数。

【取穴】曲池、外关、天枢、上巨虚、下巨虚。

艾灸
疗法治百病

灸法

　　曲池为手阳明之合穴，能清泻肠腑，是实热证常用穴之一，外关为手少阳之络穴，亦能泄热，二穴分别用艾条施温和灸3～5分钟，再做刺络拔罐，放血量5毫升；天枢为大肠之募穴，上巨虚、下巨虚属足阳明胃经，分别为大肠、小肠之下合穴，三穴共奏调理肠胃、理气化湿之功，用艾条做温和灸，各灸3～5分钟。隔日1次，10次为1疗程。（图12-146、图12-147、图12-148）

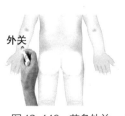 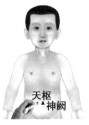 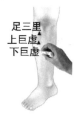

图12-146　艾灸外关　　图12-147　艾灸天枢　　图12-148　艾灸上、下巨虚

配穴

　　高热者，加大椎、少商，先用艾条施温和灸3～5分钟，再用三棱针点刺放血；抽搐者，加筋缩、身柱，用小艾炷做无瘢痕灸，做泻法，用口吹旺其火，使之快燃快灭，灸3～5壮；神昏者，加神阙，用艾炷隔盐灸，将细盐填满肚脐，然后将艾炷置于盐上，灸7壮。（图12-149、图12-150、图12-151、图12-152）

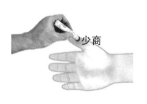 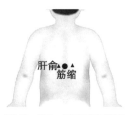

图12-149　艾灸少商　　　　图12-150　无瘢痕灸筋缩

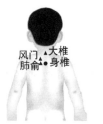
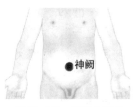

图12-151　无瘢痕灸身柱　　　图12-152　隔盐灸神阙

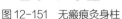

5. 惊恐惊风证

【主症】暴受惊恐后身体战栗，惊惕不安，夜间惊啼，甚至惊厥抽风，神志不清，大便色青，脉律不整。

【取穴】心俞、肾俞、胆俞、太冲。

灸法

心俞、肾俞、胆俞分别为心、肾、胆之俞穴，共奏清心安神、息风定志，三穴采用中艾炷无瘢痕灸，各灸7壮；太冲足厥阴之原穴，能平肝解痉、泄热宁心，用清艾条做温和灸，灸5～10分钟。每日或隔日灸1次，10次为1个疗程。（图12-153、图12-154、图12-155、图12-156）

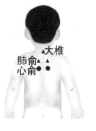
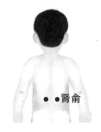

图12-153　无瘢痕灸心俞　　　图12-154　无瘢痕灸肾俞

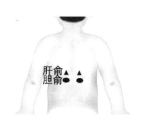

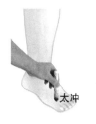

图 12-155　无瘢痕灸胆俞　　　　图 12-156　艾灸太冲

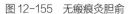
配穴

　　夜啼者，加神门，用艾条施温和灸，灸5～10分钟；心悸者，加内关，用艾条做温和灸，灸5～10分钟。（图12-157、图12-158）

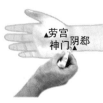

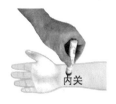

图 12-157　艾灸神门　　图 12-158　艾灸内关

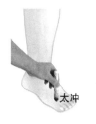

小贴士

　　小儿发热时，家长要密切观察患儿病情发展，出现神昏、抽搐者，应及时送往医院急救。
　　急惊风是儿科常见重症，应急以清热镇惊、息风解痉，除灸法外，应予毫针、刺络拔罐、三棱针、皮肤针等方法治疗。

脑瘫

一、概述

　　脑瘫是指婴儿出生前到出生后一个月内，由于胎盘异常、胎位

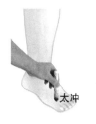

不正、早产、多胎、出生时窒息，以及新生儿缺氧缺血性脑病、核黄疸、感染、外伤、脑出血、脑部畸形等原因导致的非进行性脑损害综合征。脑瘫主要表现为先天性运动功能障碍及姿势异常，包括痉挛性双侧瘫、手足徐动等椎体外系症状，并伴有不同程度的智力低下、语言障碍及癫痫发作等。

脑瘫属于中医学的"五迟""五软"范畴。

二、证候表现及灸法治疗

中医将脑瘫分为肝肾亏损、心脾两虚、痰瘀阻滞等证型。

脑瘫迄今尚无特效疗法，可在物理疗法、康复训练、药物治疗、手术治疗的同时，辅以灸法，以改善五迟、五软症状。

1. 肝肾亏损证

【主症】筋骨萎弱，发育迟缓，坐起、站立、行走、生齿等明显迟于正常同龄小儿，头项萎软，头型方大，目无神采，反应迟钝，囟门宽大，易惊，夜卧不安，舌质淡，舌苔少，脉沉细无力，指纹淡。

【取穴】肝俞、肾俞、阳陵泉、绝骨。

灸法

　　肝俞、肾俞分别为肝、肾的俞穴，能补益肝肾之精血，强筋健骨，二穴用大艾炷无瘢痕灸，每穴灸7壮；阳陵泉、绝骨分别为筋会、髓会，能舒筋活络、补益精髓，二穴用艾条温和灸，每穴灸10～15分钟。每日1次，10次为1个疗程。（图12-159、图12-160、图12-161、图12-162）

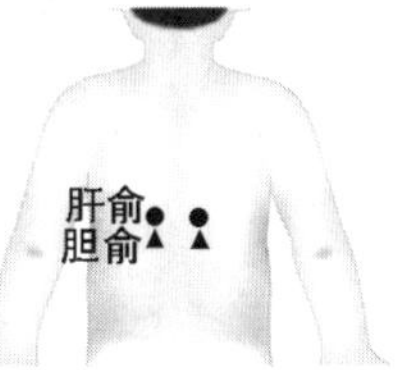

肝俞●▲ ●
胆俞

图 12-159　无瘢痕灸肝俞

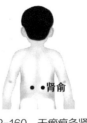

●●肾俞

图 12-160　无瘢痕灸肾俞

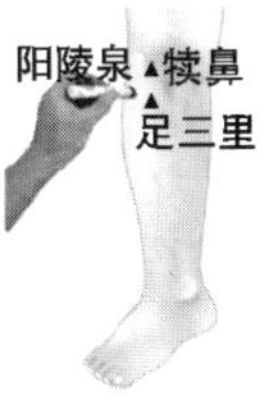

阳陵泉 ▲犊鼻
　　　　▲足三里

图 12-161　艾灸阳陵泉

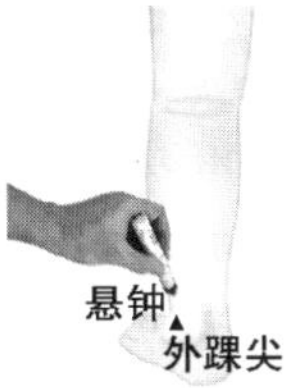

悬钟●
　外踝尖

图 12-162　艾灸悬钟

配穴

发育迟缓者，加关元、足三里，补先后天之精气，关元用大艾炷隔附子饼灸，灸7壮，足三里用艾条施温和灸，灸10～15分钟；头软者，加天柱，用艾条施温和灸10～15分钟；立迟、行迟者，加腰阳关，用大艾炷隔附子饼灸，灸7壮。（图12-163、图12-164、图12-165、图12-166）

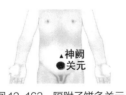

▲神阙
●关元

图 12-163　隔附子饼灸关元

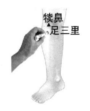

犊鼻▲
　▲足三里

图 12-164　艾灸足三里

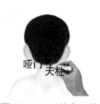
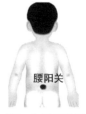

图 12-165　艾灸天柱　　　　图 12-166　隔附子饼灸腰阳关

2. 心脾两虚证

【主症】语言发育迟滞，精神呆滞，智力低下，头发生长迟缓，发稀萎黄，四肢萎软，肌肉松弛，口角流涎，吮吸咀嚼无力，或见弄舌，纳食欠佳，大便秘结，舌淡胖，苔少，脉细缓，指纹色淡。

【取穴】夹脊、心俞、脾俞、气海。

灸法

　　　　夹脊有调整脏腑功能、补益精血、疏通经络的作用，头项软，取C1～C4，上肢不能抬举，取C5～T1，立迟、行迟，取L2～S2，用艾条施上下回旋灸，10～15分钟；心俞、脾俞为心、脾的俞穴，二穴能养血益气，以强健筋骨，用大艾炷无瘢痕灸，每穴灸7壮；气海为益气、强身壮体之首选穴，用艾条温和灸，灸10～15分钟。每日1次，10次为1疗程。（图12-167、图12-168）

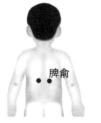
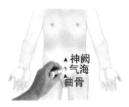

图 12-167　无瘢痕灸脾俞　　　图 12-168　艾灸气海

配穴

　　纳食欠佳者，加足三里、中脘，分别用艾条温和灸，灸10～15分钟；智力低下者，加百会，用艾条雀啄灸5分钟左右。（图12-169、图12-170、图12-171）

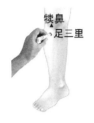 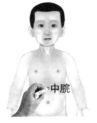 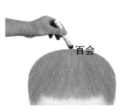

图12-169　艾灸足三里　　图12-170　艾灸中脘　　图12-171　艾灸百会

3. 痰瘀阻滞证

【主症】失聪失语，反应迟钝，意识不清，动作不自主，吞咽困难，口流痰涎，喉间痰鸣，关节强硬，肌肉软弱，或有癫痫发作，舌体胖，有瘀斑瘀点，苔腻，脉沉涩或滑，指纹暗滞。

【取穴】足三里、丰隆、膈俞、三阴交。

灸法

　　膈俞为血之会，有活血化瘀的作用，施小艾炷无瘢痕灸泻法，艾炷点燃后，吹旺其火，促其快燃快灭，灸3～5壮；足三里、丰隆属于足阳明胃经，且丰隆又为足阳明之络穴，二穴长于健脾化痰，分别用艾条施温和灸，灸3～5分钟；三阴交为足三阴经之交会穴，调理肝、脾、肾的功能，肝气舒则气血行，脾气健则气旺痰湿不停，用艾条温和灸3～5分钟。隔日1次，10次为1疗程。（图12-172、图12-173、图12-174）

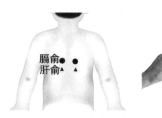
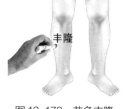
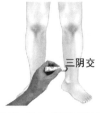

图 12-172 无瘢痕灸膈俞　　　图 12-173 艾灸丰隆　　　图 12-174 艾灸三阴交

 配穴

上肢抬举无力者，加肩髃、曲池穴，用清艾条施温和灸；下肢活动不利者，加环跳、阳陵泉，用清艾条温和灸。每穴灸3~5分钟。（图12-175、图12-176）

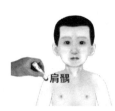
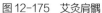
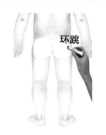

图 12-175 艾灸肩髃　　　图 12-176 艾灸环跳

小贴士　脑瘫患儿应做躯体、技能、语言、智力训练；平素要加强营养，科学调养；患儿家长需学会简单的推拿按摩手法，促其恢复、加强运动功能，防止肌肉萎缩。

流行性腮腺炎

一、概述

流行性腮腺炎是由腮腺炎病毒引起的急性呼吸道传染病。常在幼儿园和学校中流行，以5~15岁患者较多见。一次感染腮腺炎后可获得终身免疫，但个别抗体水平低下者亦可再次感染。流行性腮腺炎临床主要表现为一侧或两侧耳垂下肿大，肿大的腮腺常呈半球形，以耳垂为中心边缘不清，表面发热，张口或咀嚼时局部感到疼痛，全身症状可有发热、畏寒、头痛、咽痛、食欲不佳、恶心呕吐、全身疼痛等。腮腺炎病毒可侵犯各种腺组织或神经系统及肝、肾、心脏、关节等器官。

流行性腮腺炎中医学称之为"痄腮"。

二、证候表现及灸法治疗

痄腮临床有邪犯少阳、热毒壅盛2个常证，和邪陷心肝、毒窜睾腹2个变证。

1. 邪犯少阳证

【主症】轻微发热恶寒，一侧或两侧耳下腮部漫肿疼痛，咀嚼不便，头痛，咽红，纳少，舌质红，苔薄白或薄黄，脉浮数。

【取穴】颊车、翳风、合谷、外关、关冲。

灸法

　　颊车、翳风能疏风泄热、通经活络消肿，二穴分别用清艾条做雀啄灸，每穴灸5~10分钟；外关、合谷、关冲能清泄少阳之热邪，合谷、外关二穴用清艾条做温和灸，每穴灸3~5分钟，关冲做雀啄灸，5~10分钟。隔日1次，10次为1疗程。（图12-177、图12-178、图12-179、图12-180、图12-181）

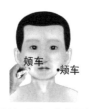
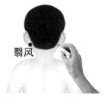

图12-177　艾灸颊车　　图12-178　艾灸翳风　　图12-179　艾灸合谷

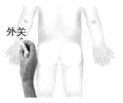

图12-180　艾灸外关　　　　图12-181　艾灸关冲

配穴

外感风热者加大椎、曲池，先用温和灸3～5分钟，后刺络拔罐，放血3～5毫升。（图12-182、图12-183）

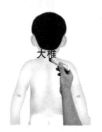
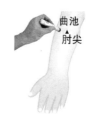

图12-182　艾灸大椎　　　　图12-183　艾灸曲池

2. 热毒壅盛证

【主症】高热，一侧或两侧耳下腮部肿胀疼痛，坚硬拒按，张口咀嚼困难，烦躁不安，口渴欲饮，头痛，咽红肿痛，颌下肿块胀痛，纳少，大便秘结，尿少而黄，舌质红，舌苔黄，脉滑数。

【取穴】角孙（患侧）、大椎、曲池、外关。

灸法

　　角孙属手少阳三焦经，为手太阳、手足少阳之交会穴，能清泄少阳之风热时毒，用灯火灸，以灯心草一根，长2寸，蘸菜油少许，点燃，对准穴位，迅速灼灸，速灼速离，此时可听到清脆的爆破声，若肿势不退，次日再灸1次；大椎属督脉，是实热证之首选穴，先用艾条施温和灸3～5分钟，后刺络拔罐，放血5毫升；曲池为手阳明之合穴，能清泄热毒，先用艾条施温和灸3～5分钟，后用三棱针刺络，放血5毫升；外关为手少阳之络穴，有清泄少阳之热、解少阳之毒邪之功，用艾条温和灸3～5分钟。每日1次，10次为1个疗程。（图12-184、图12-185、图12-186）

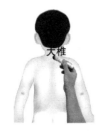

图12-184　艾灸大椎

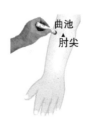

图12-185　艾灸曲池

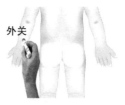

图12-186　艾灸外关

配穴

　　高热不退者，加曲池、关冲，先温和灸3～5分钟，后用三棱针点刺，放血5毫升；便秘者，加天枢，用温针灸，刺入天枢得气后，在针柄上捻少许艾绒点燃施灸。（图12-187、图12-188）

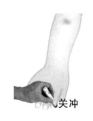

图 12-187　艾灸关冲

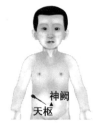

图 12-188　温针灸天枢

3. 邪陷心肝证

【主症】高热，耳下腮部肿痛，坚硬拒按，神昏嗜睡，项强，反
复抽搐，头痛，呕吐，舌红，苔黄，脉弦数。

【取穴】大椎、合谷、太冲、阳陵泉。

灸法

　　大椎为手足三阳、督脉之会，能清泄热毒，先用艾
条做温和灸3~5分钟，后刺络拔罐，放血5毫升；合谷
能清解镇静、通经活络，阳陵泉为足少阳之合穴，又为
筋会，能清泄肝胆实热、舒缓筋脉，太冲为足厥阴之原
穴，能平肝泄热、息风止痉，三穴用清艾条灸3~5分
钟。每日2~3次，重病即止。（图12-189、图12-190、
图12-191）

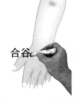

图 12-189　艾灸合谷

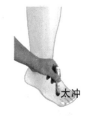

图 12-190　艾灸太冲

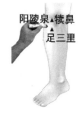

图 12-191　艾灸阳陵泉

配穴

項强角弓反张者，加身柱、筋缩，用清艾条灸3～5分钟；高热者，加曲池，先温和灸3～5分钟，后点刺出血；神昏嗜睡者，雀啄灸十宣或十二井，灸5～10分钟。（图12-192、图12-193）

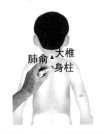

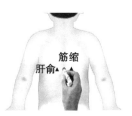

图12-192　艾灸身柱　　　图12-193　艾灸筋缩

4. 毒窜睾腹证

【主症】腮部肿胀消退后，一侧或双侧睾丸肿胀疼痛，或脘腹、少腹疼痛，痛时拒按，舌红，苔黄，脉数。

【取穴】外关、太冲、大敦、曲泉。

灸法

外关为手少阳之络穴，能清泄肝胆热毒，用清艾条做温和灸，灸3～5分钟；曲泉、太冲、大敦分别为足厥阴之合穴、原穴、井穴，能清泄肝经实火，清利湿热，三穴均可用艾条做温和灸3～5分钟。隔日1次，10次为1个疗程。（图12-194、图12-195、图12-196、图12-197）

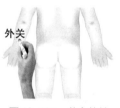

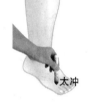

图 12-194　艾灸外关　　图 12-195　艾灸太冲

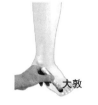

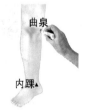

图 12-196　艾灸大敦　　图 12-197　艾灸曲泉

小贴士

　　腮腺炎病毒常侵犯中枢神经系统及其他腺体而出现并发症，而且某些并发症可不伴有腮腺肿大而单独出现，因此，家长需要格外关注。未注射疫苗，免疫力低下者，尽量少去公共场所，确诊或疑似患儿应该进行隔离观察。患儿家长应该密切注意患儿病势发展，防止出现变证；患儿宜食易消化、清淡流质饮食，少吃酸、硬、辣等刺激性食物；每餐后用生理盐水清洗口腔，以保持口腔清洁。

　　根据古代文献记载和现代临床观察，灯火灸对痄腮有显著的疗效。